# 北京协和医院护理工作手册

主　编　吴欣娟　郑建萍

编　委（以汉语拼音顺序排序）：

陈　红　曹　晶　段丽丽　高凤莉

高玉华　甘　泠　郭　娜　郭　勤

焦　静　李　颖　李春厚　李艳梅

刘　丹　刘绍金　马　琏　马玉芬

任建华　史冬雷　宋春燕　宋书梅

孙　红　孙建伟　王金庄　王俊清

吴欣娟　相　敏　徐　梅　徐　珊

许　燕　阎亚东　余　媛　张　青

张红梅　张晓静　张燕军　张占杰

赵玉芳　郑建萍　周　力

中国协和医科大学出版社

图书在版编目（CIP）数据

北京协和医院护理工作手册／吴欣娟，郑建萍主编. —北京：中国协和医科大学出版社，2010. 8
ISBN 978 - 7 - 81136 - 388 - 3

Ⅰ. ①北… Ⅱ. ①吴…②郑… Ⅲ. ①医院 - 护理 - 工作 - 北京市 - 手册 Ⅳ. ①R47 - 62

中国版本图书馆 CIP 数据核字（2010）第 121959 号

北京协和医院护理工作手册

主　　编：吴欣娟　郑建萍
责任编辑：吴桂梅　李培丽

出版发行：中国协和医科大学出版社
　　　　　（北京东单三条九号　邮编100730　电话65260378）
网　　址：www. pumcp. com
经　　销：新华书店总店北京发行所
印　　刷：北京佳艺恒彩印刷有限公司

开　　本：850×1168　　1/32开
印　　张：9.75
字　　数：240 千字
版　　次：2010 年11月第一版　2013年9月第二次印刷
定　　价：20. 00 元

ISBN 978 - 7 - 81136 - 388 - 3/R · 388

# 再 版 说 明

当前我国医药卫生体制改革进入了关键时期，2009年国务院出台了《深化医药卫生体制改革的意见》，并制定了《医药卫生体制改革近期重点实施方案（2009～2011年)》，其中公立医院改革被列为五项重点改革之一。公立医院如何在改革中获胜、在市场经济中求得生存和发展，医院管理水平起着关键作用。护理管理是医院管理的重要组成部分，如何提高管理效率、使护理工作沿着标准化、规范化、科学化的轨道良性运转，已经成为各级护理管理人员共同关注的热点问题之一。

北京协和医院建院近90年来，一直恪守"严谨、求精、勤奋、奉献"的协和精神，保持和发扬协和注重基础质量、追求务实高效的护理传统，在加强总结自身实践经验的基础上，不断吸取国内外护理管理与实践的新理论、新知识、新经验和新方法，形成了一套独特而严格的护理管理制度和工作规范，培养了一支优秀的护理队伍，使得医院护理工作始终走在全国前列。为提高医院管理水平，北京协和医院正在进行ISO9000质量认证工作，护理部按照ISO9000质量管理体系要求，结合医院临床实际，对《北京协和医院护理管理手册》进行了修订和完善，充实了病人安全管理和不良事件管理内容，进一步明确了各级护理人员岗位职责，在中国协和医科大学出版社的大力支持下，今年《北京协和医院护理工作手册》即将问世，希望与广大护理同仁分享我们的实践经验。

本书共分为十一章，包括护理管理制度、护理质量安全、护理文件书写规范、护理不良事件管理、护理应急程序、护理人员职业防护、临床护理教学科研管理、特殊科室工作制度、各级护理管理人员和技术人员岗位职责等内容，供护理同仁们互相交流与借鉴。

本书在编写过程中得到了医院各级领导、专家及全院护理人员的大力支持和帮助，在此深表感谢！

由于时间仓促，本书内容难免存在一些不足，敬请广大读者及护理同仁批评指正！

编　者
2010 年 6 月

# 目 录

# 第一章 一般工作制度

## 一、护理部工作制度

（一）护理部有健全的领导体制，实行护理部主任-总护士长-护士长三级统一管理，层层负责。

（二）实行目标管理，根据医院工作计划，制定全院护理工作计划及管理目标（年、季度、月），定期总结。

（三）定期召开全院护士长会和全院护士大会，分析总结全院护理工作情况，促进护理工作不断进展。

（四）开展多种形式的素质教育活动，提高整体护理服务水平。

（五）经常深入临床一线，帮助临床解决实际问题。

（六）人事管理

1. 建立健全各级护理人员岗位职责和岗位考核标准。

2. 负责各级护理人员绩效考核工作。

3. 向医院提出护理人员的调动、奖惩、聘任、晋级及任免的意见和建议。

（七）质量管理

1. 建立健全护理规章制度、疾病护理常规、护理技术操作规范。

2. 建立健全护理工作质量标准和考核意见。

3. 负责全院护理质量监督、检查、指导和质量持续改进。

4. 负责全院护理不良事件的管理，并根据医院规定上报。

5. 组织开展全院护理新技术、新业务工作。

（八）教学科研管理

1. 制定在职护士继续教育计划，完成全院各级护理人员继续教育工作。

2. 培养各级护理人员，加强护理学科建设。

3. 负责各级护生的临床实习和进修护士的进修管理工作。

4. 组织领导护理科研工作。召开全院护理论文报告会和护理科研开题报告会。

（九）护理对外交流

1. 接待国内外及境外同行来院参观学习和项目交流。

2. 选派护士骨干赴国内、境外考察学习。

（十）护理部主任定期主持召开会议

1. 护理部例会 1 次/周（参加人员为护理部工作人员）。

2. 夜班交班会 1 次/周（参加人员为总护士长和护理部工作人员）。

3. 全院护士长会 1 次/月（参加人员为总护士长、护士长和护理部工作人员）。

（十一）参与夜班、周末及节假日值班。

（十二）完成医院交办的各项护理工作事宜。

## 二、护理部职责

1. 负责制定全院护理工作目标管理计划并组织实施。

2. 负责制定护理工作制度、疾病护理常规和护理技术规范。

3. 负责全院护理质量监督、检查和指导，并定期汇报。

4. 负责护理不良事件管理、调查、分析，并组织落实整改。

5. 培养各级护理人员，加强护理学科建设。

6. 负责各级护理人员绩效考核工作。

7. 向医院提出护理人员的调动、奖惩、聘任及任免建议。

8. 负责全院护士在职继续教育的管理，组织护理人员技能培训。

9. 负责各级护生的临床实习、见习和进修护士的进修管理工作。

10. 负责全院护理科研管理，召开全院护理论文报告会和护理科研开题报告会，审核护理科研经费的使用等。

11. 负责与临床、医技科室之间的协调与沟通。

12. 定期召开全院护士长会和全院护士大会，总结分析护理工作情况。

13. 负责护理对外交流工作。

# 三、护士素质要求

（一）思想品德素质

1. 热爱祖国、热爱医院、热爱护理事业，具有为人类健康服务的奉献精神。

2. 追求崇高理想，救死扶伤、忠于职守、廉洁奉公、实行人道主义。

3. 具有诚实品格和慎独精神，做到自尊、自爱、自强、自律。

（二）专业素质（知识、技能、态度）

1. 具有一定的文化素养和人文科学知识。

2. 具有扎实的理论知识和较强的实践技能。

3. 具有一定的观察分析能力，对患者实施正确的护理。

4. 具有自我学习能力，钻研新技术、新业务，不断提高专业水平。

5. 具有一定的护理科研能力，善于总结护理经验，不断创新发展。

6. 具有严谨、认真的工作作风，处理问题沉着、冷静、机敏。

7. 具有高度责任心、同情心和爱心，尊重患者，慎言守密。

8. 具有健康的心理，乐观、开朗，豁达的胸怀和较强的自控能力。

9. 尊重领导、团结同事、人际关系融洽，富有协作精神。

## 附 护理人员仪容仪表、劳动
## 纪律及行为规范

### [仪容仪表及劳动纪律]

（一）发型和帽子

**普通病房**

1. 护士应佩戴护士燕帽（特殊岗位除外）。具体要求如下：帽子经过浆洗，熨烫平整，洁白无污渍，在1/2宽处折叠，扣好扣子（不得外露商标）。

2. 佩戴燕帽时对发型的要求：长发要用头花或发网盘起；短发不得到肩。刘海不过眉，前额头发不得高于燕帽，不佩戴夸张头饰。不染彩色头发，不留奇异发型。

3. 佩戴燕帽要稳妥端正，用白色发夹固定于帽后，发夹不得显露于帽子正面。

**特殊科室**

1. 手术室、监护病房和其他需要为患者进行特殊处置的科室护士，按要求佩戴圆帽。

2. 戴圆帽时头发要全部罩在帽子里，前不遮眉，后不露发梢，不戴头饰。

3. 帽子的接缝线要放在后面，边缘要平整。

4. 保持帽子整洁，定时更换。

（二）着装

1. 护士服应合体、清洁、平整，衣扣扣齐。衣扣如有缺损，应及时缝好，禁止用胶布和别针代替缺损的衣扣。

2. 普通科室护士服每周更换2次。手术室、急诊、监护室等特殊科室因工作需要，按规定更换。

3. 穿护士服时，内衣不能外露，如内衣颜色应为浅色，领子不能高出护士服衣领，衬裙长度不能超过护士裙底边。

4. 护士服上不佩戴与工作无关的饰品、物品，不在腰带上拴挂物品，衣兜内忌放过多物品。

5. 着护士服时要求着装整齐，不得披散头发，佩戴护士帽，做到衣、帽、鞋一体化，否则更换个人服装。

6. 不能穿护士服外出或到餐厅就餐。到餐厅就餐必须换上就餐毛衣或干净外衣。

（三）鞋、袜

1. 按规定穿着医院提供的白色护士鞋。

2. 保持护士鞋的清洁，经常擦洗，鞋面无污渍，鞋带要系好。

3. 护士鞋应穿好、提好。不能赤脚穿鞋。

4. 夏天穿着裙式护士服时，应选择肉色连裤长袜；着分身护士服时，要选择肉色短袜。冬季穿白色长裤时要选择白色或肉色短袜。

5. 袜子保持清洁、无异味、无脱丝、无破洞。

（四）工作时的装扮

1. 上班可化淡妆，妆色要端庄、淡雅。

2. 眉毛不可修得过细，眉色宜为淡黑色，不用假睫毛。口红颜色应接近于唇色，不要选择过于艳丽的颜色。不留长指甲和涂指（趾）甲油。

3. 工作时禁止佩戴戒指、手镯、脚链、耳饰，颈部不可佩戴粗大项链。

（五）口罩

1. 进行无菌操作时必须戴口罩。

2. 掌握正确的戴口罩方法：戴口罩时口罩要完全罩住口、鼻及下巴，不能把鼻孔露在外面；戴一次性口罩时，深色向外佩戴，将双手指尖放在金属鼻夹上，从中间位置开始用手指向内按鼻夹，并分别向两侧移动和按压，根据鼻梁形状塑造鼻夹，减少鼻夹附近的漏气，保证口罩的防护作用。

3. 佩戴口罩时不能挂在耳边或颈部，布质口罩不使用时，应将口罩叠好放入清洁的口袋内，一次性口罩用后应丢入医用垃圾中。

4. 口罩要保持清洁干燥，定时清洗或更换。

（六）胸卡

1. 工作时必须佩戴胸卡。

2. 胸卡保持清洁，字迹清晰。

3. 按医院要求，以吊带或夹扣方式佩戴胸卡。以夹扣佩戴时注意：穿冬季护士服时，胸卡佩戴于左前胸第二个衣扣处，胸卡上不能拴挂其他饰品，不能把胸卡放于衣兜内。穿着夏季服装时，胸卡应夹在左侧上兜口右缘，垂至胸前。

（七）毛衣、冬季棉服

1. 毛衣分为工作毛衣和就餐毛衣，按照不同功能和要求穿着，禁止穿着工作毛衣或外出棉服到食堂就餐。

2. 在病房内进行护理操作时不能穿着冬季棉服。

3. 毛衣应定时清洗（至少1次/月），保持整洁，如有破损或纽扣脱落，应及时修补完善。

（八）劳动纪律

1. 上班时间坚守工作岗位，遵守劳动纪律，按时到岗，不脱岗、不迟到、不早退、不无故请假。

2. 上班时不看电视、不玩电脑等，不看小说及与业务无关的书籍。

3. 工作时间内不干私活，不扎堆聊天，不长时间打私人电话聊天，不允许带家属和孩子值班。

4. 保持良好的工作环境，不能在护士站吃喝东西，不在工作场所嚼口香糖，不允许大声喧哗。

（九）罚则

1. 以上要求均纳入科室护理工作绩效考核。

2. 违反仪容仪表规定或劳动纪律者，根据情节严重程度扣当事科室护理质量考核分。

[**行为规范**]

（一）站姿

1. 站立时应做到身体挺直。

2. 身体各主要部位要尽量舒展，头正，不下垂或歪斜；颈直，不弯曲；肩平，外展放松，不耸肩；挺胸，不含胸，不驼背；两腿挺直、并拢，膝不弯曲；两脚呈微"丁"字步。

3. 两臂自然下垂，手指并拢自然微曲，或两手轻握于腹部或下腹部。

（二）走姿

1. 行走时要做到背部挺直，以胸带步，弹足有力，柔步无声。

2. 摆臂自然，双臂放松，不能晃肩，摆幅不超过30°。

3. 行走时脚尖向前伸出，左右脚沿一条直线行走。

（三）坐姿

1. 坐姿要力求端正、文雅。

2. 入座时动作要轻、缓，协调柔和，神态从容；坐在椅面的2/3~3/4，落座后将衣裙捋平。

3. 落座后要挺胸收腹，腰部挺起，双肩平放，上身微微前倾，双膝并拢，小腿略后收或小交叉，双手互叠或互握，自然放于腹部或腿上。

4. 落座后不要东摇西晃、半躺半坐、前仰后倾，歪歪斜斜。

5. 不要坐在护士工作台上或两人坐一把椅子。

（四）蹲姿

1. 下蹲时注意收起护士服的下摆，以防衣服扫地。

2. 下蹲时一脚在前，一脚在后，双膝并拢，两腿靠紧同时下蹲。

3. 典雅的蹲姿应保持上身正直，不要弯上身和翘臀部。

（五）推车姿势

1. 推车时要注意抬头、挺胸、收腹，不要弯腰翘臀。

2. 双手扶车把手，车速适中，保持轻、稳，车要走直线，不要左右摇摆。

3. 不可用一只手拉车的一角，造成车行进过程中东碰西撞。

（六）端治疗盘姿势

1. 端治疗盘时双手握在盘的两侧，掌指托物，双肘贴两侧腋中线，治疗盘置于平腰的位置，不要过高或过低。

2. 治疗盘不能触及护士服，更不能将治疗盘置于腋下用一只手挟持。

（七）手持病历姿势

1. 拿病历时应抬头、挺胸、收腹，一手斜握病历夹一侧边缘的下2/3处，病历斜夹在同侧腋中线胸腰段或同侧胸前，稍外展，另一手自然下垂。

2. 站立记录各种记录时，左前臂托病历夹在胸前，右手打开病历并记录。

3. 手持病历时不应持病历的一个角或一端，甩臂行走。

[语言规范]

1. 与患者交流时，要态度和蔼，解释耐心，语言清晰，杜绝生、冷、硬、顶、推或斥责患者的现象。

2. 碰到不懂的问题时，请患者谅解，待搞清楚后再回答。

3. 对各级领导、参观人员、检查人员、来访者，要礼貌热情，主动接待。

4. 常用礼貌用语

（1）问候语

是一种表示问候的礼貌用语。常用问候语有：您好、您早、早上好、上午好、早安、晚上好、晚安等，除此之外，两人相见也可以微笑和点头示意。

（2）求助语

在工作和生活中请求别人帮助时，应礼貌使用表示请求的词语。常用语有：

请问："对不起，请问一下"。

劳驾："劳驾，请帮一下忙"。

打扰："对不起，打扰你一下"。

（3）致谢语

无论是在工作、学习，还是生活与社会交往，只要得到了别人的支持、理解、帮助、配合等，都应向对方说致谢的话语。常用语有："谢谢"、"让您受累了"、"您辛苦了"、"麻烦您了"、"谢谢您的合作"、"感谢您的配合"等。

（4）致歉语

由于种种缘故做了妨害他人的事情，给对方造成不愉快、损失、甚至伤害，需向对方致歉。常用语有："对不起"、"实在抱歉"、"请原谅"、"真过意不去"等。

（5）送别语

与人分别时，应用送别语，如"再见"、"您慢走"、"祝您一路平安"、"祝您早日康复"等。

5. 常用场景对话

（1）接听电话

1）电话铃响后，及时接听。

2）道"您好"，并介绍自己的科室。

3）询问对方找谁、有何事。

4）向某人传呼电话时，应走到跟前轻声转达，不要大声喊叫。

5）如所找的人不在，应礼貌告知对方其去向或询问对方是否需要转达留言，并记下来电话者的姓名、事由。

6）谈话结束时道"再见"，等对方挂机后再放下电话。

7）态度耐心、和蔼、亲切。

8）声调柔和、悦耳、热情。

9）电话轻拿轻放。

（2）与院内人员交往

1）院内同事见面点头示意或主动打招呼问好。

2）领导、检查人员、参观者、维修人员等到科室来，应起身询问并热情接待。

3）使用"请"、"麻烦您"、"谢谢"、"对不起"、"打扰了"等礼貌用语。

4）使用礼貌、尊敬、贴切的称呼。

5）尊重对方，微笑待人，表情和善。

（3）接待新入院患者

1）起立、微笑、热情地迎接患者。

2）道"您好"，做自我介绍。

3）使用礼貌用语"请"，如"请您到这里称一下体重。"

4）称呼应使用尊称，如"先生"、"女士"、"同志"、"大爷"、"大妈"、"同学"、"小朋友"等。

5）对体弱、老人、重患者、幼童应予必要的搀扶。

6）热情引导患者，耐心介绍环境，送患者到床旁。

7）需要向患者说明的规章制度不要用说教及命令的语气，应客气地使患者接受。如"因为使用手机会干扰医疗仪器的正常运行，所以请您在病房内关闭您的手机。"

（4）送患者出院

1）祝贺患者康复出院，语调热情、真诚。如"您要出院了，我们真为您高兴。出院后您要注意饮食和功能锻炼，希望您恢复得更好。"

2）热情地请患者对护理工作提出批评、建议。

3）如患者提出某些看法，应诚恳接受，并表示改进。如"谢谢您的宝贵意见，我们会不断改进工作。"

4）送患者到病房门口，微笑道别，并使用道别语，如"再见"、"请慢走"、"保重"等。

（5）接待急诊患者

1）患者来急诊就诊时护士应及时接诊，热情询问患者，如"请问您哪里不舒服？"

2）站立接待患者。

3）耐心、准确地为患者指明就诊地点及方位，必要时护送患者。

4）安慰患者及家属，如"您请坐，医生马上就来。"；"请您别紧张，安静一下，我们马上送您到诊室。"

5）急救车送来的患者应立即推平车迎接患者，送至抢救室或诊室。

（6）接待门诊患者

1）开诊时先问好，如"大家好"、"大家早上好"、"大家下午好"、"病员及家属同志们早上好"等，并做必要的就诊说明。

2）热情迎接患者，微笑服务，态度和蔼。如"请问您有什么问题？"、"请问需要我帮助您做什么？"

3）回答患者问题简明、易懂；态度认真、耐心。如"很抱歉，今天患者比较多，请您到座位上等候，我会叫您。"、"王大夫到外地出差了，如果您一定要找他看，请您下周三或周五上午来好吗？"

4）为患者指路明确、具体。如"请您先到一层收费处交费，再到二楼中心治疗室抽血。"

5）如果不能回答或解决患者的问题，不要说"不知道"。应向患者指明到相关科室或部门询问或解决。

（7）路遇患者或家属

1）院内遇到患者或家属问事情，不要流露出急躁、不耐烦或充耳不闻的样子。

2）停下脚步，耐心指引患者，方位准确，如"急诊观察室就在地下一层，请您沿通道左转弯，乘电梯下两层。"

3）如无法解决患者的问题，使用客气词语，语气应较委婉。如"真抱歉"、"请您再询问一下咨询台好吗?"并向患者指明到相关科室或部门询问。

（8）交班时礼节

1）参加交班要准时，着装整齐，仪表端庄，不能一边穿戴衣帽一边交班。

2）听取交班内容要全神贯注，不要东张西望，交头接耳。

3）交班内容应简明扼要，重点突出，使用专业术语，交班时间不要过长，一般在 8：30am 之前完成，以免影响白班的工作。

# 四、护理人员准入制度

1. 凡在本院护理岗位工作者必须持有中专以上护理专业毕业证书，2003 年以后来院的护理人员，必须具有大专及以上护理专业毕业证书。

2. 必须通过护士执业资格考试和护士执业注册、取得《护士执业证书》的护士方能独立承担护理工作。

3. 在岗护士的执业注册必须在有效期内。

4. 本院护士执业注册必须是在北京市注册。外省市来京护士须及时办理变更注册，方可在本院独立工作。

5. 特殊科室护理岗位（如急诊、重症监护病房等）需接受专门培训合格后上岗。

6. 护理进修人员必须具有护士执业资格，来医院进修学习需持有效执业资格证书。

# 五、未注册护士（实习护生）管理制度

1. 严格执行《中华人民共和国护士条例》的规定，没有取得护士执业资格的未注册护士及实习护生，不能独立从事护理工作。

2. 未注册护士及实习护生必须在带教护士的指导下完成各项临床护理操作。

3. 各科室认真落实未注册护士（实习护生）临床带教计划，注重培养爱岗观念、加强护理技能、理论与实践相结合能力的锻炼。

4. 科室对未注册护士（实习护生）进行阶段性考核、评价并备案。

5. 护理部对未注册护士（实习护生）的带教工作进行定期检查监督及反馈。

# 附　未注册护士工作要求

（一）总体要求

未注册护士应在注册护士指导下，通过临床实践，逐步熟悉小组班、药疗班及夜班等班次的岗位职责及工作要求，掌握住院患者各项生活护理的内容、方法及要求；了解住院患者入院评估的意义，掌握入院评估方法；知晓主班护士的工作职责及工作内容。

（二）实践要求

1. 参加科内各项护理实践，正确执行医嘱及各项护理技术操作规程；严格遵守查对制度及交接班制度，防止差错、事故发生。

2. 实践患者的口服给药、口腔护理、压疮预防、皮肤护理、静脉输液、血（尿）标本采集等各项护理技术，并做好实践记录。

3. 承担患者晨晚间护理、洗头、喂饭等生活护理工作。

4. 掌握患者入院前的床单位准备、出院后床单位整理及终末消毒处理工作。

5. 学习护理文件书写规范，掌握护理记录书写要求。

6. 主动巡视病房，了解患者的一般情况，加强与患者沟通交流，向患者进行有针对性的健康教育。

（三）积极参加院、科组织的各项继续教育活动。

## 六、护士轮转制度

1. 为提高专科护理水平，规定年轻护士（工作 ≤ 5 年）必须进行大科内轮转。

2. 5 年内至少轮转 3 个专业科室，每个科室轮转时间至少 3 个月。

3. 在出科前，所转科室要对轮转护士进行综合评价，并备案。

4. 护士轮转情况与工作考核、职称聘任挂钩。

# 七、护士初中级职称聘任评分标准

（一）初级职称聘任评分标准（项目及所占比例）

1. 护理工作考核　　　　　　　　　　　　55%
2. 五年出勤情况　　　　　　　　　　　　10%
3. 五年业务考试（学分达标）　　　　　　10%
4. 差错、投诉　　　　　　　　　　　　　20%
5. 轮转三个及以上科室　　　　　　　　　 5%
6. 在核心期刊发表护理文章或著书给予加分

（二）中级职称聘任评分标准（项目及所占比例）

1. 护理工作考核　　　　　　　　　　　　60%
2. 五年出勤情况　　　　　　　　　　　　10%
3. 五年业务考试（学分达标）　　　　　　10%
4. 差错、投诉　　　　　　　　　　　　　20%
5. 必须在核心期刊发表 1 篇护理文章（取得医院聘任资格）
6. 其余发表核心期刊护理文章或著书给予加分

（三）差错投诉扣分标准

1. 根据差错、投诉性质和严重程度酌情扣分。

2. 在临床带教过程中，因所带教的护生发生差错者，带教护士承担差错全部扣分；因所带教的进修护士发生差错者，带教护士承担差错扣分的 50%。

# 附 文章加分标准

## 发表护理论文加分标准

| 发表刊物及文章类别 | 作者排序 | 加分分值 |
|---|---|---|
| 核心期刊正刊论著或科研型文章 | 第一作者、通讯作者 | 10 |
| | 第二作者 | 3 |
| 核心期刊正刊非论著或科研型文章 | 第一作者、通讯作者 | 5 |
| | 第二作者 | 2 |
| 核心期刊增刊论著、个案、综述等 | 第一作者、通讯作者 | 3 |
| 其他公开正式杂志论著、个案、综述等 | 仅限第一作者 | 1 |

## 编著护理书籍加分标准

| 著者 | 加分分值 |
|---|---|
| 主 编 | 10 |
| 副主编 | 5 |
| 编 委 | 1万字以下1分 |
| | 1万字以上2分，每满1万字增加1分，最多不超过5分 |

# 八、护士分层使用参考方案及指导意见

## （一）参考方案及指导意见

综合考虑护士的"工作能力"、"业务职称"、"工作年限"和"学历水平"，划分为三层使用（N1～N3），其中以"工作能力"作为分层的首要指标，其次为"业务职称"。

|  | 人员构成 | 工作内容 |
|---|---|---|
| N1 | 护士、低年资护师 | 以承担小组工作为主，侧重生活护理、基础护理、一般专科护理和轻病人的护理工作 |
| N2 | 高年资护师、主管护师、低年资专科护士 | 可担任小组长，并可参与管理与教学工作。主要侧重基础护理、专科护理、病人评估、健康教育、危重症护理及病房的感染监控等工作，并可承担药疗护士、主管护士和带教护士的岗位 |
| N3 | 副高、高年资主管护师、高年资专科护士 | 除基础护理及专科护理外，主要承担主管工作、小组长工作、临床带教工作，负责危重症、疑难病例的护理与指导，协助护士长进行病房护理质量检查，协助教学老师组织临床教学与考核，并可负责本病房科研工作的组织管理，担任某一专科领域护理带头人及负责人 |

## （二）其他建议

1. 可在大科范围内进行人力结构的统筹调整。

2. 可从低一层人员中选拔优秀者承担高一层工作。

3. 对于能力、水平、责任心达不到本层次的人员，可降低层次。

# 九、护理人员奖惩制度

（一）对下列优秀事迹的个人或集体将给予口头表扬、通报表扬或物质奖励。

1. 助人为乐，在社会上受到好评、为医院赢得荣誉。

2. 见义勇为，为保护医院财产、病区安全及患者安全做出贡献。

3. 服务态度好，经常受到患者、家属、周围同志及领导好评。

4. 积极配合护士长工作，主动加班加点、主动想办法为患者解决实际困难。

5. 全年全勤，全年夜班数超过一定比例。

6. 在正式期刊发表专业文章。

7. 无差错、无事故、无投诉纠纷的科室。

8. 全年护理质量及服务质量考核均达标，考核成绩名列前茅的科室。

（二）对下列恶劣事件或行为的个人，将根据具体情况给予批评、警告、扣发奖金或处分等惩罚

1. 伪造医疗护理记录且情节严重，或私自将病历记录的信息透露给他人，造成不良后果。

2. 偷窃或有意毁损医院或他人的财物。

3. 自行注射麻醉药或非法倒卖毒麻、限、剧药。

4. 护理工作中出现严重过失、给医院造成不良影响或重大经济损失。

5. 对意外事件或重大事件未及时上报或瞒报。

6. 拒绝主管及上级领导的指导或工作安排。

7. 索要、接受患者或家属财、物，对医院声誉造成不良

影响。

8. 散播错误的、恶意的信息或谣言。

9. 违反劳动纪律，值班时脱岗或未经允许擅离职守；使用病区计算机或打印机干私活、玩游戏；长时间打私人电话；未按规定履行请假制度。

10. 违反护士仪容仪表规范，不佩戴名牌上岗。

11. 违反公共道德或行为标准，在医院内大声喧哗或辱骂，干扰医院正常秩序。

# 十、护理人员请假、休假制度

（一）病假应凭病假条请假

1. 病假条需经保健科盖章生效。院外急诊病假条盖章时还需带院外急诊病历。

2. 院内急诊假条限 3 天，院外急诊假条只限 1 天。

3. 如看急诊，应尽早通知护士长调整人力。

（二）事假应由本人提出书面申请，总护士长及护理部主任批准后生效。职工请事假 3 天以内（含 3 天）者，由总护士长及护理部主任批准，超过 3 天报人事处，由人事处报有关院领导批准。

1. 有病或有事，须提前告知护士长，经护士长同意后方可休息。

2. 因病不能上班者，看病后将假条及时交给护士长。

3. 应上夜班，但因疾病不能上夜班者，必须于当日下午四时前交假条，以免影响工作和人员安排。

4. 凡夜班及节假日，因病因事需请假者，必须经护士长批准，一律按病、事假处理，不能用补休、教学假等代替。

5. 原则上个人进行业余学习，不能占用工作时间，护士长根据工作情况适当安排休息时间，安排不开时以工作为重，不能因学习影响工作。

6. 上班时间离岗要请假，一般不得陪亲友看病，若必须陪伴者，需报告护士长批准，时间过长者按休假处理。

7. 护士长休假或外出需事先向总护士长请假，总护士长休假或外出需事先向护理部主任及主管院长请假。

# 十一、参加护理学术活动的有关规定

1. 医院支持护理人员参加中华护理学会举办的全国性护理学术会议或北京护理分会在京举办的学术活动。若参加其他公司或杂志等举办的学术活动，费用和时间自理。

2. 护理人员参加学术会议或向会议投递论文，需经护理部同意。

3. 凡参加学术活动的护理人员，会前要做好认真的准备，会议期间要全身心地参加会议，认真学习和交流，会后要向科室或护理部汇报。

4. 凡经护理部同意参加的学术交流会议，会务费从护理部报销，差旅费按医院规定从科研处报销。

5. 参加会议的时间按实际开会时间和实际路程时间计算。其他时间（包括旅游）一律使用个人教学假。启程前，需向护士长明确说明离院及返回上班时间。

6. 会后将论文认真修改，经护理部同意投递相关杂志。凡未投递文章者，将取消下次参会资格。

# 十二、外来务工护理人员管理规定

1. 本规定所指外来务工护理人员是指非我院正式在编护理人员，临时在临床工作的护理员及相关人员，包括北京市户口者和外省市户口者。

2. 根据医院管理的有关规定，来院务工人员须在人事处备案后科室方可聘用。

3. 根据"谁聘用、谁管理"的原则，护士长加强对外来务工人员的管理，同时对其进行法制、院规院纪和医院安全等方面的宣传教育。

4. 发现外来务工人员中有邪教人员、精神病患者、吸毒人员、信访重点人员等，要及时上报保卫处。

# 十三、护工管理制度

（一）护理服务公司根据患者或家属需求安排护工，并定期到临床检查护工工作。

（二）护士长和护士对护工工作进行监督、检查、指导和反馈。

（三）护工必须遵守医院的各项规章制度，服从护士长、护士的管理，在他们的指导下完成陪护工作。

（四）护工必须经过体检、培训，合格后方可上岗。

（五）护工应具备良好的个人素质和职业道德，尊重患者、家属、医护人员以及公司管理人员。

（六）护工上岗应统一着装、佩戴胸卡。要着装整洁，仪表端庄，不准穿背心、拖鞋上岗；不准穿工作服去食堂或出医院大门。

（七）认真履行工作职责，优质地完成陪护工作。如发现患者异常或有变化时，要及时报告医护人员。

（八）不准坐、卧病床；不准私自接收患者钱物，不吃患者的食品；不准在病房内会客、吸烟、喝酒、打闹。

（九）不准翻阅病历及其他医疗文件，不准私自给患者解释病情。

（十）工作期间不准擅自离开患者。如遇特殊情况短时间离开患者，应向值班护士或家属请假，同时为患者上好床挡，采取好安全措施后方可离开。如离开患者时间过长，必须向公司请假，必要时陪护公司应派人替岗。

（十一）护工上岗期间，除生活必需品外，不得将多余的私人物品及危险品（如水果刀）带入病房。个人物品摆放整齐，不得随处乱放；离岗后需及时带离病房。

（十二）护工应爱护医院各项设施，不准私拿外卖医院的任何物品。

（十三）备岗人员应在指定地方备岗，不得自行进入病房找工作。

（十四）护工严禁操作的护理项目及特殊情况的处理方法

1. 严禁为患者调节氧气开关及氧流量。

2. 严禁为输液患者更换液体、调节输液速度或拔除输液管道。

3. 严禁为患者更换引流瓶、引流袋、拔除各种引流管。

4. 严禁为禁食患者喂饭、喂水。

5. 严禁处理监护仪、呼吸机、输液泵、微量泵等各种仪器报警。如有报警，应迅速通知医护人员处理。

6. 严禁为患者应用热水袋、冷水袋及冰袋。必需使用时请示医护人员并在其指导下应用。

7. 严禁为骨科患者及各专科危重症患者变换体位或协助其下床。必要时可协助医护人员完成。

8. 可以在护理人员指导下给鼻饲患者灌注食物、水或药物，为危重症患者更换床单。

# 第二章 护理质量安全

## 一、分级护理制度

确定患者的护理级别，应当以患者病情和生活自理能力为依据，根据患者的情况变化进行动态调整。

[**特级护理**]

（一）病情依据

1. 病情危重，随时可能发生病情变化需要进行抢救的患者。

2. 各种复杂或者大手术后及重症监护患者。

3. 严重创伤或大面积烧伤的患者。

4. 使用呼吸机辅助呼吸，并需要严密监护病情的患者。

5. 实施连续性肾脏替代治疗（CRRT），并需要严密监护生命体征的患者等。

（二）护理要求

1. 严密观察患者病情变化，监测生命体征，准确测量并记录出入量。

2. 根据医嘱正确执行各项治疗及用药，配合医生实施各项急救措施。

3. 做好专科护理，如气道护理、管路护理、压疮护理及各种并发症的预防。

4. 关注患者安全，根据患者具体情况采取相应预防措施。

5. 根据患者病情完成基础护理（六洁到位：口腔、头发、手足、皮肤、会阴、床单位）；协助非禁食患者进食/水或注入鼻饲饮食；协助卧床患者翻身及叩背，促进有效咳嗽、床上移动等，保持患者功能体位及卧位舒适。

6. 了解患者心理需求，有针对性开展心理指导及健康指导。

7. 严格执行危重患者床旁交接班。

8. 履行告知义务，尊重患者知情权。

9. 定时通风，保持病室空气清新及环境整洁。

[**一级护理**]

（一）病情依据

1. 病情趋于稳定的重症患者。

2. 各种手术后或者治疗期间需要严格卧床的患者。

3. 生活完全不能自理且病情相对稳定的患者。

4. 生活部分自理，病情随时可能发生变化的患者。

（二）护理要求

1. 每小时巡视，观察患者病情变化。

2. 根据患者病情需要，定时测量生命体征。

3. 根据医嘱正确执行各项治疗及用药。

4. 提供专科护理，如气道护理、管路护理、压疮护理及各种并发症的预防。

5. 关注患者安全，根据患者具体情况采取相应预防措施。

6. 根据患者病情及生活自理能力，实施基础护理（六洁到位：口腔、头发、手足、皮肤、会阴、床单位）；协助患者进餐、协助卧床患者翻身及叩背，促进有效咳嗽、床上移动等。

7. 提供护理相关的健康指导和功能锻炼。

8. 定时通风，保持病室空气清新及环境整洁。

[**二级护理**]

（一）病情依据

1. 病情稳定，限制活动仍需卧床的患者。

2. 年老体弱、行动不便、生活部分自理的患者。

（二）护理要求

1. 每2小时巡视，观察患者病情变化。

2．根据患者病情需要，测量生命体征。

3．根据医嘱正确执行各项治疗及用药。

4．根据患者病情需要，提供专科护理。

5．指导患者采取措施预防跌倒/摔伤。

6．协助生活部分自理患者做好基础护理，（六洁到位：口腔、头发、手足、皮肤、会阴、床单位）；协助患者进餐、协助卧床患者翻身及叩背，促进有效咳嗽、床上移动等。

7．提供护理相关的健康指导及功能指导。

8．定时通风，保持病室空气清新及环境整洁。

[三级护理]

（一）病情依据

1．生活完全自理且病情稳定的患者。

2．生活完全自理且处于康复期的患者。

（二）护理要求

1．每 3 小时巡视，观察患者病情变化。

2．根据患者病情需要，测量生命体征。

3．根据医嘱正确执行治疗及用药。

4．指导患者采取措施预防跌倒/摔伤。

5．提供护理相关的健康指导及功能锻炼。

6．定时通风，保持病室空气清新及环境整洁。

# 二、交接班制度

（一）值班护士必须坚守岗位，履行职责，保证各项护理工作准确及时地进行。

（二）交班前值班护士应完成本班的各项工作，写好病室报告、护理记录和交班记录，处理好用过的物品。白班应为夜班做好物品准备，如抢救药品及抢救物品、呼吸机、麻醉机、氧气、吸引器、注射器、无菌物品、常备器械、被服等，方便夜班工作。

（三）每班必须按时交接班。接班护士提前 5 ~ 10 分钟到病房，了解所管患者病情，在接班时重点掌握所管患者的病情变化及治疗。

（四）在接班护士未逐项接清楚之前，交班护士不得离开岗位。交班中发现患者病情、治疗、护理及物品药品等不相符时，应立即查问。接班时发现问题，应由交班护士负责。

（五）交接班内容

**患者概况：**当日住院患者总数，出院（转科、转院）、入院（转入）、手术（分娩）、病危、病重、死亡人数。

**重点病情：**

1. 新患者的姓名、年龄、入院时间、原因、诊断、阳性症状体征。

2. 手术后患者回病房时间、生命体征、观察及治疗、护理重点；分娩患者的分娩方式；当日准备手术患者的手术名称、麻醉方式、术前准备情况等。

3. 危重症患者的生命体征、病情变化，与护理相关的异常指标、特殊用药情况、管路及皮肤状况。

4. 死亡患者的抢救经过、死亡时间。

**特殊检查及治疗：**交清已完成特殊检查、治疗后患者的病情；当日准备进行特殊检查、治疗患者的姓名、检查或治疗名称及准备情况。

**护理要点：**针对患者的主要问题，交清观察重点及实施治疗、护理的效果。

**物品清点：**交班护士与接班护士当面清点必查药品和物品，如毒麻药、贵重药、急救药和仪器设备等。若数量不符应及时与交班护士核对。

**床旁交接班：**查看新患者、危重、抢救、昏迷、大手术、瘫痪患者的意识、生命体征、输液、皮肤、各种管路、特殊治疗及专科护理的执行情况。

（六）交接班护士共同巡视、检查病房清洁、整齐、安静、安全的情况。

（七）早交班结束时护士长应对交接班内容、工作情况进行综合评价，评价前一日护理措施的效果，提出当日护理工作重点及注意事项；针对交接班中发现的问题提出改进措施，达到持续改进的目的。护士长不定期就交班内容进行提问。

（八）医护共同早交班时间原则上不超过 20 分钟。如需传达会议或小讲课，也应在 8∶30am 之前完成。

# 三、早会制度

1. 每日早会由夜班护士汇报前一日病室内患者情况，并重点交清夜间危重患者情况。

2. 主管医师重点介绍危重患者的情况以及诊疗注意事项。

3. 护士长布置当日护理工作重点，定期总结工作。

4. 传达各项会议主要内容。

5. 早会时间应于 15 ~ 30 分钟内结束，小讲课日时间可适当延长。

# 四、排班原则

1. 满足患者需要，兼顾护士意愿，均衡各班工作量，配备不同数量的护士。

2. 保证护理质量，适当搭配不同层次护理人员，最大限度发挥不同年资、不同职称护理人员的作用。

3. 公平公正，保证护理人员休息。在满足临床护理工作的基础上，尽量满足护理人员的学习时间及特殊要求。

4. 节约人力，排班具有弹性，紧急情况时适当调整。

# 五、查对制度

（一）医嘱查对

1. 处理长期医嘱或临时医嘱时要记录处理时间，签全名，若有疑问必须问清后方可执行。

2. 每班护士对当日医嘱要进行查对，签全名。每周大核对医嘱一次，在医嘱核对本上记录核对情况并签字，如有问题及时纠正。

3. 长期医嘱应定期整理，整理后的医嘱需两人核对后方可执行。

4. 在抢救时或手术中执行口头医嘱时护士应复述一遍，得到医生确认后方可执行，并暂保留用过的空安瓿。

（二）给药查对

1. 给药前必须严格三查、八对。

**三查**：用药前查、用药中查、用药后查。

**八对**：对姓名、床号、药名、剂量、浓度、用药时间、用法及药品有效期。

2. 清点药品时和使用药品前要检查药品质量，有无变质、混浊、沉淀、絮状物等，检查标签、有效期和批号，如不符合要求不得使用。

3. 摆药后必须经第二人核对方可执行。

4. 对易导致过敏的药，给药前需询问患者有无过敏史；使用毒、麻、限、剧药时，要经过反复核对；静脉用药要注意有无变质、瓶口松动、裂缝。同时使用多种药物时，要注意配伍禁忌。

（三）输血查对（见输血安全制度）

（四）手术患者查对（见手术室查对制度）

# 六、患者身份识别制度

1. 住院患者必须佩戴身份识别腕带，如有损坏或遗失需补戴，确保腕带佩戴完好。

2. 在为患者进行各种操作、治疗、护理、检查及转运前，必须认真核对患者身份，应至少同时使用两种患者身份识别方法，禁止仅以房间号或床号作为识别的依据。

3. 在核对患者姓名时，请患者自己说出姓名；昏迷、语言障碍等无法沟通的患者请家属说出患者姓名，确保核对无误。

4. 在各关键流程中，均有对患者身份识别的具体措施及记录。

# 七、住院患者身份识别腕带管理规定

1. 为提高医务人员对患者身份识别的准确性，营造一个安全的医疗环境，患者在住院期间需佩戴身份识别腕带。

2. 住院处在办理患者入院手续时，为患者打印身份识别腕带，告知患者与病历首页及入院须知一并保存好，由患者交给病房护士。

3. 身份识别腕带信息包括患者姓名、条码、病历号、性别、出生日期、入院日期。

4. 病房护士接待新患者时，核对腕带上打印的信息与患者本人身份准确无误后佩戴，一般戴于患者右手腕部。

5. 医护人员应充分告知患者佩戴腕带的重要性及注意事项，保证腕带的完好。

6. 一人一腕带唯一对应，是保障正确识别患者身份最重要的条件，故所发腕带应有序号，打印次数做好全部记录。

7. 若遇到患者身份识别腕带丢失、条码不能正常扫描、严重损坏等情况，病房护士提出"补打腕带"申请，护士长审核并确认，同时通过网络通知住院处，住院处接到补打腕带网络申请后给予补打，并将补打名单打印保存。

8. 患者出院时，病房护士为患者安全剪断腕带，按生活垃圾处理。

# 八、夜班督导制度

1. 夜班督导工作由护理部工作人员、总护士长和护士长轮流承担；护理部负责排班，值班时间为每天5：30pm 至次日8：00am。

2. 夜班督导上岗时，要求着装整齐，态度谦和、认真，为人表率。

3. 夜班督导要认真履行工作职责，严格要求，不徇私情，真正查出问题、发现隐患，切实起到督查作用。

4. 按照护理部的每日安排对夜班护理工作进行督查，包括护理人员仪容仪表、劳动纪律、病室规范、毒麻药管理、危重患者护理、患者安全、护理操作、护理记录、陪伴等情况。

5. 负责协调解决夜班遇到的紧急问题。如遇重大或特殊事件，需立即上报护理部主任。如值班时发生了重要事件，虽已妥善解决，但第二天必须向护理部汇报，不能迟报。

6. 夜班督导如实记录检查发现的问题，写清科室、当事人、经过、解决或处理的方法、结果，同时告诉当事人及当事科室护士长。

7. 护理部质控组负责汇总一周检查情况，在每周的总护士长交班会上反馈，时间不超过15分钟。检查结果记入当月科室护理质控考核成绩。

# 九、执行医嘱制度

1. 医嘱由主管护士接收、生成后，打印在医嘱变更单和医嘱执行单上。

2. 执行医嘱前必须认真阅读医嘱内容、核对患者信息。

3. 执行医嘱时必须经第二人认真核对，正确执行医嘱。

4. 长期医嘱执行后在长期医嘱执行单上打"√"，签字并记录执行时间。发放口服药后在口服药单上打"√"，并签字。

5. 临时医嘱执行后在临时医嘱变更单上签字并记录执行时间。

6. 凡需下一班执行的临时医嘱，要认真交班，并在交班本上注明。

7. 护士遵照医嘱对患者进行治疗和给药等，一般情况下不执行口头医嘱，抢救时或手术中除外。严禁执行电话医嘱。在执行口头医嘱时，护士应向医生复述医嘱内容，取得确认后方可执行。执行后要保留安瓿，待医嘱补齐后再次核对。

8. 护士要正确执行医嘱，不得随意修改医嘱或无故不执行医嘱。当发现医嘱有疑问时，护士应及时向医生反馈，核实后方可执行。当医生拒绝核实有疑问的医嘱时，护士有责任向上级医生或科主任报告。

# 十、医嘱处理计算机系统
# 用户(护士)管理规定

1. 医嘱处理计算机系统是医院计算机信息系统的一个子系统,用于护士处理医嘱。

2. 护士需经过培训合格后方可进入计算机系统处理医嘱。

3. 每个操作员均有自己的用户名和密码,登录系统后计算机会记录下每个人的用户信息。

4. 护士长决定病房护士对医嘱处理计算机系统的使用权限。医嘱计算机系统管理员只接受护士长的申请。医嘱计算机系统管理员接到护士长的用户申请后,分配护士用户名和通用口令。

5. 操作人员第一次上机操作时必须更改口令,防止口令失密。因口令失密而导致他人冒用用户名及口令操作所导致的一切不良后果,均由失密者承担。

6. 操作人员操作完毕后要及时退出医嘱处理系统,避免他人盗用自己的用户名操作。一旦发生差错,按计算机内保存的用户名追究责任。

# 十一、各项护理操作前告知制度

1. 执行各项护理操作前，应尊重患者知情权，认真履行告知义务。

2. 评估患者意识状况、文化程度及沟通能力，用适宜的方式和通俗的语言告诉患者和/或家属护理操作的目的和必要性。

3. 通过口头解释或图片形式告诉患者和/或家属该项护理操作的流程、注意事项及可能由此带来的不适，取得患者配合。

4. 操作中应耐心、细心、诚心地对待患者，使用文明用语，避免训斥或命令患者，动作轻柔，尽可能减轻操作带来的不适及痛苦。

5. 无论何种原因导致操作失败时应及时道歉，争取患者的理解和原谅。

# 十二、巡视制度

1. 护理人员接班时应详细了解患者的生命体征及病情状况。

2. 按时巡视各种管路是否通畅，固定是否妥善，观察引流液性质、颜色及量，并及时记录；如有异常及时通知主管医生。

3. 对卧床、皮肤营养状况差、恶病质等患者要定时翻身，并观察皮肤受压情况，保持皮肤清洁、干燥。

4. 及时观察用药及输液局部情况，认真观察、询问有无不良反应及不适主诉；对于有刺激性的药物及特殊药物，应在认真阅读使用说明后按要求使用，并加强对输液部位的检查。

5. 认真观察患者病情，发现病情变化及时通知医生，并给予及时处理。

6. 当发现患者病情危急，护士应立即通知医生，同时为患者实施必要的紧急救护。及时记录护理记录。

7. 加强安全隐患的巡查，杜绝不安全事件的发生。

# 十三、输血安全制度

（一）确定输血后，持输血申请单和贴好标签的试管，严格核对患者姓名、性别、病案号，采集血样，不得有误。

（二）由医护人员或专门人员将患者血样与输血申请单送交输血科（血库），双方进行逐项核对。

（三）血液送至病房后，护士与送血人员进行正确核对

1. 持输血记录单与病历或诊断牌核对患者姓名、病案号，确认输血患者。

2. 输血记录单与血袋标签逐项核对，包括科室、患者姓名、病案号、血型（包括 Rh 因子）、血液成分、有无凝集反应；献血者编码、血型（包括 Rh 因子）、储血号及血液有效期，确认输血记录单和血袋标签上的血型（包括 Rh 因子）、储血号一致。

3. 检查血袋有无破损及渗漏、血袋内血液有无溶血及凝块。

4. 检查、核对无误后，双方在输血记录单上签字。

（四）输血前核对

1. 必须由两名医护人员持患者病历、交叉配血报告单、血袋共同核对患者姓名、病案号、血型（包括 Rh 因子）、血液成分、有无凝集反应及献血者编码、血型、储血号及血液有效期。

2. 让患者自述姓名及血型（包括 Rh 因子），经核对无误后，开始进行输注。

（五）严格执行无菌操作技术，使用标准输血器进行输血。

（六）输血前将血袋内的成分轻轻混匀，避免剧烈震荡。血液内不得加入药物，如需稀释只能用静脉注射生理盐水。

（七）连续输注不同献血者的血液时，两袋血之间需用0.9%无菌生理盐水将输血管路冲洗干净。

（八）输血时应先慢后快，根据病情和年龄调整输注速度，

检查穿刺部位有无血肿或渗血，并严密观察有无输血反应。

（九）血液输完后，空血袋在常温下保留 24 小时。交叉配血报告单粘贴在病历中。

（十）血液送达病房后应在 4 小时之内输注，不得自行贮血。

（十一）如发生输血反应，应按照"患者发生输（液）血反应时的应急程序"进行相应处理。

# 十四、危重患者抢救及报告制度

1. 值班护士按照分级护理要求对危重症患者或病情不稳定患者进行病情观察及巡视。

2. 遇有抢救患者,充分利用现有人力,当班护士应沉着、冷静、分秒必争,首先进行初步紧急处理,同时通知值班医生。

3. 准确记录患者病情、抢救过程、时间及所用的各种抢救药物。

4. 原则上不执行口头医嘱,紧急情况下若执行口头医嘱,需两人核对,经医生核实无误,方可执行,并保留空安瓿留做记录。

5. 为保证抢救工作顺利进行,一切以患者为中心,发扬团结协作精神。

6. 做好抢救后的清理、补充、检查和患者家属的安抚工作。

7. 抢救物品、仪器、设备定期检查,保持完好状态。

8. 抢救车内的药品、用物统一规范放置,定期清点记录。

9. 定期进行各种急救知识的培训,包括理论知识和实际操作技术。

10. 依照医院"关于重大抢救及特殊病例报告制度的规定",逐级上报护士长、总护士长和护理部。

# 十五、药品管理制度

[基数药管理]

1. 根据专科疾病特点和需要确定基数药品种类，包括口服药、注射药、外用药、抢救药和毒麻药等，并在中心药房备案。

2. 病房内基数药品应指定专人管理，负责领药、退药和保管工作。

3. 设有专用清点本，每日清点记录并有签名，检查药品数量和质量，防止积压、变质，如发现有沉淀、变色、过期、标签模糊时，应立即停止使用，并重新领取补齐基数。

4. 病房内所有基数药品，只能供住院患者按医嘱使用，其他人员不得私自取用。

5. 基数药使用后要及时从药房领取补充，保证使用。患者剩余用药（如出院患者遗留的口服药）不得放入基数药中再次使用。

6. 无外包装的口服药，从领取时日起在病房口服药瓶中保存最长 1 年时间（以自然年为一周期，如 2009 年 1 月 1 日～2009 年 12 月 31 日），确保药品在有效期之内。口服药有效期标识贴在标签正上方，药瓶颈部下缘。

7. 定期与药房核对，并根据临床需要增减基数药的种类和数量。

8. 中心药房对病房内存放的药品要定期检查，并核对药品种类、数量是否相符，有无过期、变质现象。

[基数药存放要求]

1. 基数药分类存放在药柜中保存，药柜保持清洁、整齐、干燥。

2. 内用药与外用药分开放置，静脉与胃肠药品分开放置，外观相似、药名相近的药品分开放置，同种药品但不同规格的分开放置。按有效期时限的先后有计划地使用，定期检查，防止过期和浪费。

3. 内服药（包括口服片剂、胶囊、丸剂、散剂、溶液、酊剂和合剂等）和注射针剂为蓝框标签，高浓度电解质制剂（包括15%氯化钾、磷酸钠、10%氯化钠等）、肌肉松弛剂与细胞毒化等药品为蓝框红字标签；外用药（包括药膏、搽剂、洗剂、滴剂、栓剂等）和各种消毒剂为红框标签；剧毒药为黑框标签。凡药品名称不清、过期、破损、变色、混浊等均不能使用，需及时更换。

4. 药品标签上注明药名、浓度或剂量、数量，要求字迹清晰、标识明显。如有标签脱落或辨认不清应及时更改。

5. 患者的药物专药专用，单独存放并注明床号、姓名，停药后及时退药。

6. 抢救药放在抢救车内，每日清点记录并有签名，用后补齐，便于紧急时使用。封闭管理的抢救车按照《抢救车封闭管理规定》进行清点签字。

[**特殊药品存放要求**]

1. 易氧化和需避光的药物应放在阴凉处避光保存，如维生素C、氨茶碱、硝普钠、肾上腺素等。

2. 易燃、易爆的药品或制剂放置在阴凉处，远离明火，加锁保存如过氧乙酸、乙醇、甲醛等。

3. 需要冷藏的药品（如：胰岛素、疫苗、皮试液、肝素等）要放在冰箱冷藏室内，以保证药效。

[**贵重药管理**]

1. 贵重药应单独存放并加锁保存。

2. 每班清点交接。

3. 患者停药后如有退药要及时退掉。

[胰岛素保存及使用规定]

1. 未开启的胰岛素放冰箱冷藏室保存。

2. 胰岛素第一次开瓶使用时要注明开启日期及时间，在未被污染的情况下使用有效期为 4 周。

3. 胰岛素开启后可在室温下（不超过 25℃）存放。若存放于冰箱冷藏室，需在室温环境中放置 30 ~ 60 分钟再进行注射使用。

4. 使用时查看有效期和开启日期，有一项过期均不得使用。

[药品请领要求]

1. 病房主管护士每日生成诊疗和药品执行项目，节假日生成多日药品执行项目。

2. 执行项目生成之后，药疗护士点击"药房打印"摆药单、针剂和片剂统领单，药房自动打印出双份单据，病房领药时取复印件。

3. 药疗护士领药时，认真负责，精力集中，与药房人员交接清楚，避免差错。

4. 领回的药品按规定分类保管，及时补充基数药物，做好登记。

5. 停医嘱后，多余药物应及时退回药房。

6. 夜间领药需使用临时借药单，项目填写齐全，请领护士签全名。

7. 领取口服药要求

（1）护士取药前要洗手，使用药勺清点数量，不能用手直接接触药片。

（2）认真核对药物，发现问题及时向药剂师询问。

（3）返回病房后，将药车妥善保管。

[发药及用药要求]

1. 按医嘱规定的时间给药，严格执行药物现用现配原则。

2. 给药时严格三查八对，准确掌握给药剂量、浓度、方法和时间。认真核对患者姓名、床号、药物名称，必要时让患者自己说出名字。

3. 口服药做到发药到口，及时收回空药杯。

4. 注射及静脉药物应在抽好的注射器上注明患者姓名、床号、药物名称和剂量。

5. 用药后应观察药效和不良反应。如有过敏、中毒等反应要立即停用，并报告医生，必要时做好记录、封存及检验等工作。

6. 做好用药知识的健康宣教。患者应知道药物名称、作用及注意事项，掌握正确的用药方法。

# 十六、毒麻药管理规定

1. 病房毒麻药只能供住院患者按医嘱使用，其他人员不得私自取用、借用。

2. 存放于保险柜中，专人管理，钥匙随身携带。

3. 毒麻药按需保持一定基数。

4. 毒麻药应使用原包装盒或在现用的硬盒盖正面中央位置粘贴黑标签，注明药品名称、剂量和数量。

5. 设有专用毒麻药登记本，交接时必须双方当面清点并签全名，每次交接之间时间要连续，交接班后出现问题由接班者负责。

6. 医生开具医嘱和毒麻药专用处方，护士见医嘱后给患者使用，使用后保留空安瓿。

7. 毒麻药使用后在处方上登记毒麻药批号，在毒麻药登记本上记录患者姓名、床号、药名、剂量、日期、时间，并签字。

8. 药疗护士持医生处方及空安瓿到药房请领，补充基数后在毒麻药登记本背面"今日药疗护士"处签字。

# 附 毒麻药登记本

_____病房毒麻药登记

（正面）　　　　　　　　　　日期：_____年____月____日

| 班次 | 签字 | 哌替啶 | | | | 吗啡 | | | | | | | | | | | |
|---|---|---|---|---|---|---|---|---|---|---|---|---|---|---|---|---|
| | | 总数 | 满 | 空 | 处方 | 总数 | 满 | 空 | 处方 | 总数 | 满 | 空 | 处方 | 总数 | 满 | 空 | 处方 |
| | | | | | | | | | | | | | | | | |
| | | | | | | | | | | | | | | | | |
| | | | | | | | | | | | | | | | | |
| | | | | | | | | | | | | | | | | |
| | | | | | | | | | | | | | | | | |

（反面）

| 床号 | 姓名 | 时间 | 用药名称及剂量 | 签字 |
|---|---|---|---|---|
| | | | | |
| | | | | |
| | | | | |
| | | | | |
| | | | | |

今日药疗护士_____

# 十七、抢救药品、物品管理制度

1. 抢救车清洁、规范、整齐，放置于固定位置。

2. 抢救仪器设专人管理，定期保养，每周清洁、检查，并有记录。

3. 所有药品及一次性使用医疗用品无过期。

4. 抢救药品、物品由专人请领、保养及保管。

5. 抢救药品应在抢救车内定量、定位放置，保证基数，标签清晰，无过期。

6. 抢救物品如舌钳、开口器等需高压灭菌后备用。

7. 抢救药品及物品用后及时补充，便于紧急时使用。

8. 设有专用清点本，每日清点抢救药品和抢救物品数量、有效期及包装完好性，并登记签字。

9. 封闭管理的抢救车按照《抢救车封闭管理规定》进行清点签字。

10. 护士长定期检查抢救药品和物品并记录。

# 附 抢救车封闭管理规定

1. 各科室根据本科抢救车使用频率情况，可以使用一次性锁或贴封条（统一使用红框标签）方式对抢救车进行封闭管理。

2. 抢救车必须经清点、检查处于完好备用状态方可进行封车。

3. 用签字笔在封条上注明封闭起止日期（_____年____月____日~_____年____月____日）和封闭人姓名；若使用一次性锁，在锁上贴红色自粘性口取纸，注明起止日期和上锁人姓名。

4. 每天由专人检查抢救车封闭情况，一次性锁或封条是否处于完好状态，并记录签字。

5. 抢救车封闭周期不得超过1个月。每月必须开封、清点、检查车内药品、物品数量、有效期及完好状态后再封闭。

6. 抢救车一旦开启使用后，应由专人重新清点、补充抢救物品、药品后再封闭，保证抢救车内药品、物品的数量准确及完好备用。

7. 护士长定期对抢救车封闭、检查和清点情况进行抽查，发现问题及时整改并记录。

# 十八、病房管理制度

1. 病房在科主任领导下，护士长负责管理，并与主治医生密切协作。

2. 保持病房整洁、舒适、安全，避免噪音，工作人员做到走路轻、关门轻、说话轻、操作轻。

3. 统一病房陈设，室内物品和床位要摆放整齐，固定位置。

4. 护理人员必须按要求着装，佩戴名牌上岗。

5. 患者必须穿医院病号服，备必要的生活用品。多余物品尽量不放在病房内，保持整齐。

6. 患者被服、用具按需发放使用，出院时清点回收。

7. 定期对患者进行健康宣教，定期召开休养员会，个别走访患者及家属，征求意见或调查满意度并有记录，持续改进病房护理工作。

8. 严格管理陪伴、探视人员。禁止闲散人员进入病区。保障病区安全。

9. 病房作息时间为 6：00am 开灯，中午 12：00～2：00pm 午休，夏季 10：00pm 熄灯，冬季 9：00pm 熄灯。

10. 护士长协助科主任做好病房财产和仪器设备的保管，指派专人管理，建立账目，定期清点，如有遗失及时查明原因，按规定处理。精密贵重仪器要有使用要求，不得随意变动。管理人员调动时，要办好交接手续。

# 十九、病室规范要求

1. 病室保持空气新鲜，安静整洁，优雅美观。

2. 病室床单位无多余杂物，无悬挂衣物；桌面、窗帘保持清洁、无破损、无污迹；床号、门号按规定位置粘贴。

3. 禁止随便粘贴宣传画、广告画、告示、通知及便条等。

4. 各室内家具摆放整齐、固定、整洁无灰尘。

5. 护士站台面、水池及周围环境干净、整齐，无食物及私人用品。

6. 各抽屉、柜内物品按要求放置，干净、整齐。

7. 办公室干净、整齐，台布、窗帘无破损、无污迹。

8. 治疗室、药疗室、处置室、换药室及杂用室物品按要求放置，做到干净、整齐。

9. 配膳室水池中不要堆放饭盒、碗筷，工作人员的水杯及饭盒应放在碗柜中。

10. 护士休息室床褥叠放整齐，不放置白大衣，个人用物放在柜内。

11. 病房走廊清洁，不要放置多余物品。紧急通道及公共阳台不要堆放杂物。

12. 垃圾筐周围应保持干净，及时清理，避免垃圾外溢。

# 二十、病房安全制度

1．病室通道要通畅，禁止堆放各种物品、仪器设备等，保证患者通行安全。

2．各种物品、仪器、设备固定放置，便于清点、查找及检查。

3．病房内一律禁止吸烟，禁止使用电炉、蜡烛及点燃明火，使用酒精灯时按操作规范执行，工作人员不能离开，以防失火。

4．病房应按要求配备必要的消防设施及设备。消防设施完好、齐全，上无杂物。防火通道应畅通，不堆、堵杂物。

5．加强对陪住和探视人员的安全教育及管理。

6．告知患者贵重物品自己妥善保管。

7．严格控制探视时间，探视时间结束及时请探视人员离开病区。

8．加强巡视，如发现可疑人员，及时通知保卫处。

# 二十一、陪伴制度

（一）为促进患者早日康复，使医疗护理工作有秩序的进行，减少院内交叉感染，要尽可能减少陪伴。

（二）凡患者病情需要陪伴的，需经病房主管医生及护士长共同协商同意，发给陪伴证（盖章有效）方可陪伴。病情稳定后，停止陪伴同时收回陪伴证。

（三）陪伴条件

1. 各种疾病导致多脏器损害，病情严重，且不在专科监护室监护者。

2. 病情有可能突然变化，发生严重并发症者。

3. 疾病诊断不清或病情反复、发展等情况而致生活不能自理者。

4. 各种原因造成的精神异常、意识障碍者。

5. 大手术、复杂的手术或复杂的介入治疗后患者。

6. 语言沟通障碍、失明及失聪者。

7. 有自杀倾向者。

8. 高龄、行动不便的患者或年幼无行为能力的患儿。

9. 医生认为需要家属陪伴的特殊情况。

（四）陪伴人员须遵守下列规定

1. 与医护人员密切配合，加强与患者沟通，共同促进患者早日康复。

2. 自觉遵守医院各项规章制度，不随地吐痰，不在病室或楼道内吸烟，不串病房，不在病房里洗澡、洗头、洗衣服和蒸煮食物，不得自带行军床、躺椅等。保持病房安静和清洁卫生。

3. 节约水电，爱护公物，损坏公物须照价赔偿。

4. 陪伴人员不能随意调节患者使用的各种医疗仪器和设备，

不得翻阅患者医疗护理文件，不得私自将患者带出院外。

    5. 陪伴只限 1 人，尽量安排同性别家属陪住。

    6. 有事离开患者时，必须通知医护人员。

    7. 如患者有不适及时呼叫值班医护人员。

    8. 陪伴人员如违反院规或影响医院治安，经说服教育无效者，可停止其陪伴，并与有关部门联系处理。

# 二十二、消毒隔离制度

（一）护理人员进行无菌操作必须严格执行无菌操作规程。洗手、戴好帽子、口罩。

（二）换药车上无菌器械和无菌敷料容器使用后及时盖严，定时更换和灭菌，并注明灭菌日期和开启日期及时间。

（三）治疗室每日定时通风换气，保持地面清洁。

（四）普通病房治疗室、急诊、门诊治疗室每季度做空气培养和工作人员手的细菌培养，结果存档保留。重症监护室、手术室、消毒供应中心、血液透析中心等重点部门每月做空气培养和工作人员手的细菌培养，结果存档保留。

（五）病室基本消毒隔离措施

1. 病室各房间应每日定时通风至少两次。晨晚间护理用湿布套扫床，一床一套；每日擦小桌，一桌一布；扫床套及小桌布均浸泡消毒后清洗晾干。

2. 每周至少更换 1 次被服，并根据情况随时更换。脏被服应放在污衣桶中，禁止放在地面、楼道的扶手上等。隔离患者用过的被服单独放入双层黄塑料袋内，并注明"隔离"字样。

3. 对转科、出院及死亡患者的床及床周围物体表面进行清洁消毒。

（六）公共护理用具消毒

1. 采集血标本时，实行一人一针一巾一止血带，使用过的棉棍、棉球集中回收处理，以免污染环境。用过的治疗巾和止血带用 500mg/L 含氯消毒液浸泡消毒 30min 后清洗干净，晾干备用。

2. 体温表（腋下）一人一支，每次使用后浸泡于 75% 酒精中。专人负责每周清洗消毒体温表并检测其准确度。酒精每周更换 1 次。

3. 血压计、听诊器、手电筒每周清洁消毒 1 次。血压计袖带若被污染应在清洁的基础上使用 500mg/L 含氯消毒液浸泡消毒 30min 后清洗干净，晾干备用。听诊器、手电筒在清洁的基础上用 75% 酒精擦拭消毒。

4. 口服药杯用后浸泡于 500mg/L 含氯消毒液中 30min 后清洗干净，晾干备用。消毒液每天更换。

5. 氧气湿化瓶、吸引瓶及麻醉机螺旋管等用后在清洁的基础上使用 500mg/L 含氯消毒液浸泡消毒 30min 后清洗干净，晾干备用。以上物品长期使用时应每周更换 1 次。

6. 呼吸气囊用后用 500mg/L 含氯消毒液擦拭消毒，球囊内有可疑污染时应拆开浸泡消毒 30min 后清洗干净，晾干备用。金属气管套管、牙垫、舌钳、开口器、压舌板等应高压蒸气灭菌处理后备用。

7. 痰杯、全麻弯盘每天用 500mg/L 含氯消毒液浸泡 30min 处理消毒，便器每天用 1000mg/L 含氯消毒液浸泡 30min 消毒处理，每周大消毒 1 次。

8. 公共餐具每餐后必须清洗消毒。婴儿餐具如小杯、小匙、奶嘴、奶瓶等需经高压蒸气灭菌后使用。

9. 可重复使用的各种医疗器械经初步处理，密封保存，由消毒供应中心统一回收处理。

10. 墩布要有标记，按规定在不同区域内使用。用后消毒、洗净、悬挂晾干备用。

（七）单位隔离措施

1. 隔离患者有条件时住单间或相对独立区域，病室内或病室门口要备隔离衣，悬挂方法正确。

2. 隔离单位门口备一次性医用手套、速干手消毒剂或泡手盆，内盛 250mg/L 含氯消毒液，便于手消毒。

3. 隔离患者专用体温表、血压计、听诊器。用 1000mg/L 含氯消毒液 30min 浸泡消毒或擦拭消毒处理。

4．隔离患者使用一次性药杯、餐具和便器，使用后集中回收处理。

5．若使用重复性器械，放入双层黄色垃圾袋，注明"隔离"字样，由消毒供应中心统一处理。

6．隔离的被服单独放入双层黄色垃圾袋，并注明"隔离"字样，由洗衣房统一处理。

7．对转出、出院或死亡的传染病患者进行床单位终末消毒。

（八）医用垃圾处理规定

1．医用垃圾必须放置在黄色垃圾桶、袋内。

2．废弃的注射器针头、输液（血）器针头、各种穿刺针、采血针、玻片、安瓿及带血的注射器等均放入锐器盒内。

3．使用后的输液（血）器管道、注射器、尿袋、一次性引流袋、引流管、一次性吸痰管、手套、肛袋、窥具、敷料、绷带、棉球、棉棍、纱条、压舌板等，均放入黄色垃圾袋内统一回收处理。

4．特殊感染性物品：如：气性坏疽、铜绿假单胞菌感染、破伤风、艾滋病等患者用过的废弃物，放入双层黄色垃圾袋后结扎开口处，袋外标注"隔离"二字，统一回收处理。

（九）使用呼吸机治疗时，气道湿化必须使用灭菌注射用水或灭菌蒸馏水。

（十）口腔科、放射科要求一律使用一次性漱口杯，口腔科牙钻针每次使用后必须经过高压灭菌方可使用。

（十一）各种内镜使用后必须认真清洗，彻底消毒，对乙肝患者应固定内镜，用后进行严格消毒。

# 附 紫外线消毒规范

1. 紫外线灯使用 220V 电压，适宜温度 20~40℃，环境相对湿度为 40%~60%，强度不得低于 $70\mu W/cm^2$，紫外线灯的使用寿命为 1000 小时。

2. 进行物体表面消毒时，采用紫外线灯直接照射，离污染表面不超过 1m，消毒有效区为灯管周围 1.5~2m，消毒时间 20~30min。

3. 进行空气消毒时，紫外线强度 $>1.5W/m^3$，消毒时间 30~60min。注意房间内保持清洁干燥，减少尘埃和水雾。

4. 紫外线灯使用过程中应保持灯管表面清洁，每周用酒精棉擦拭 1 次，发现表面有灰尘或污垢时随时擦拭。

5. 紫外线灯消毒时间须从灯亮 5~7min 后开始计时，关灯后如需再开启，应间歇 3~4 分钟，照射完毕后开窗通风。

6. 紫外线光避免直接照射到人，以免引起损伤。

7. 准确记录紫外线灯管使用时间，超过 1000 小时应更换灯管。

# 二十三、无菌物品保管及使用规定

（一）无菌物品应放置在清洁干燥处，与非无菌物品分开。无菌物品包装完整，无过期、无污染。

（二）无菌物品使用时应注明开始使用日期和时间，在有效期内使用。

（三）使用无菌液体要现用现配，各种无菌液体开启后要注明开启日期和时间。

（四）无菌物品有效期规定

1. 每年 5 月 1 日至当年 9 月 30 日期间无菌包为 1 周。

2. 每年 10 月 1 日至次年 4 月 30 日期间无菌包为 2 周。

3. 无菌器械鼓、敷料鼓、储槽为 24 小时。

4. 无菌持物钳、无菌盘为 4 小时。

5. 外用无菌液体未被污染情况下开启后 24 小时内有效。

6. 配制好的肝素盐水及用于静脉的无菌生理盐水在未被污染情况下开启后 4 小时内有效。

# 二十四、治疗室工作制度

1. 治疗室每天通风消毒，每周彻底扫除 1 次。

2. 保持室内清洁，完成每项工作后要及时清理。

3. 除工作人员外，其他人员不得逗留在室内。

4. 器械物品放在固定位置，及时请领，损耗上报，严格交接手续。

5. 各种药品存放及保管按照《药品管理制度》执行。

6. 严格执行无菌技术操作，进入治疗室必须穿工作服、戴工作帽和口罩。

7. 干缸无菌持物钳每 4 小时更换。

8. 无菌物品灭菌日期清晰，在有效期内使用。

9. 一次性医疗废弃物分类放入医用垃圾中，由专门人员回收。

10. 定期进行治疗室空气培养，结果存档。

# 二十五、换药室工作制度

1. 严格执行无菌操作原则，非换药人员不得入内。

2. 除绷带外，换药物品均需保持无菌，并注明灭菌有效日期，无菌溶液定期检查，无过期、变质等。

3. 换药时，先处理清洁伤口，后处理感染伤口。

4. 普通污染敷料放入单层黄色垃圾袋内，统一回收焚烧处理。

5. 遇特殊感染伤口换药后要彻底消毒换药室，污染敷料放入双层黄色垃圾袋内，统一回收焚烧处理。

6. 污染敷料放入双层黄色垃圾袋内，统一回收焚烧处理。

7. 换药室每日消毒，每周彻底扫除 1 次。

# 二十六、手术患者交接制度

1. 为保证手术患者交接安全，减少差错和隐患，病房或急诊与手术室之间要认真进行手术患者交接。

2. 患者离开病房或急诊之前，护士评估患者意识状态、皮肤完整性、药物过敏史、留置管路、禁食、术区皮肤准备情况，帮助患者摘除首饰、发卡和义齿，完成术前应召、准备带入手术室的病历、影像资料、药物、导尿包等物品，特殊情况需重点说明。交接情况记录在《手术患者交接记录单》术前部分。

3. 患者手术完毕，离开手术室之前，手术室护士评估患者生命体征、意识状态、皮肤完整性、镇痛方式、留置管路等情况，备齐带回病房的物品和药物，特殊情况需重点说明。交接情况记录在《手术患者交接记录单》术后部分。

4. 病房或急诊护士与手术室人员在患者交接中如有疑问需当时询问交班人员，当时解决。

5. 《手术患者交接记录单》项目填写完整，内容正确，保存在病历中。

6. 交接人员在《手术患者交接记录单》上签全名。

# 附 手术患者交接记录单

科室_____床号_____姓名_____年龄_____性别_____病案号_____
术前诊断_____ 手术日期：_____

| | |
|---|---|
| 术前 | 意识状态：□清醒 □昏迷 □其他_____<br>术前留置：□外周静脉 □中心静脉 □胃管 □尿管 □造瘘 □其他_____<br>术前禁食：□已禁食 □无需禁食 术前应召：□无 □已执行<br>　　　　　备皮：□已备皮 □无需备皮<br>皮肤情况：□完整 □异常 部位_____面积_____cm<br>首饰、发卡：□已摘除 □无法摘除 义齿：□已摘除 □固定<br>携带物品：□病历 □影像资料 □药物 □导尿包 □血液 □其他_____<br>药物过敏史：□无 □有<br>其他：_____ |
| | 接患者时间： 病房（急诊）护士签字： 手术室人员签字： ／ |
| 术后 | 手术名称：_____<br>麻醉方式：□全麻 □椎管内麻醉 □神经阻滞 □局麻<br>生命体征：心率_____次/分 血压 ____/____ mmHg 意识：□清醒<br>　　　　　□半清醒 □未清醒<br>镇痛泵：□无 □有 皮肤情况：□完整 □异常 部位_____<br>术后管路：□外周静脉 □中心静脉 □动脉 □气管插管 □胃管<br>　　　　　□尿管 □引流管_____根<br>携带物品：□病历 □影像资料 □药物 □导尿包 □血液<br>　　　　　□其他_____<br>其他：_____ |
| | 若回恢复室请填写：<br>心率_____次/分 血压 ____/____ mmHg 氧饱和度_____%<br>意识：□清醒 □半清醒 □未清醒 |
| | 回病室时间： 手术室人员签字： ／ 病房护士签字： |

# 二十七、护理会诊制度

1. 凡遇疑难病例，本专科不能解决的护理问题，需其他科或多科进行护理会诊的患者，由病房护士长向护理部提出会诊申请。

2. 申请科室填写护理会诊记录单，注明患者一般资料、病情概况、请求护理会诊的理由等，填好后经护士长签字，打电话通知护理部质控组。

3. 质控组负责会诊的组织协调工作，即：确定会诊时间、通知申请科室并负责组织有关护理人员进行护理会诊。

4. 对于一般性会诊，病房护士长可直接与会诊科室联系进行会诊。

5. 会诊地点常规设在申请科室。

6. 护理会诊的意见由会诊人员写在护理会诊单上，注明会诊完成时间和会诊人姓名。

7. 护理会诊工作应由专科护士或护士长选派的主管护师及以上人员负责。

8. 护理会诊记录单随患者护理记录一并保存。

9. 会诊科室护士长统计每月会诊工作量，并随月报表上报护理部。

# 附 护理会诊记录单

病案号＿＿＿＿＿＿＿＿＿＿

患者姓名＿＿＿＿＿性别＿＿年龄＿＿＿床号＿＿＿科室＿＿＿
病案号＿＿＿＿＿＿＿＿＿＿ 医疗诊断＿＿＿＿＿＿＿＿
请＿＿＿＿＿或＿＿＿＿＿会诊 日期＿＿＿＿＿＿
请求会诊理由：

申请人＿＿＿＿＿＿护士长＿＿＿＿＿＿

日期＿＿＿＿＿＿

会诊意见：

会诊者＿＿＿＿＿＿＿

# 二十八、接收"危急值报告"规定

1. 护士接到临床实验室的"危急值报告"电话，立即通知主管医生或值班医生接听电话。

2. 若医生不在，接听电话的护士记录报告内容和报告者姓名，并与报告者重复记录内容进行再确认。

3. 立即将危急值报告内容通知主管医生或值班医生，若均不在，应通知二线值班医生或科主任，必要时报告医务处。

4. 护理人员加强对患者巡视和病情观察，有异常变化及时报告，并做好记录。

# 二十九、患者出入院护理

[办理入院手续]

1. 医生根据病房床位及患者病情安排并通知新患者入院。

2. 患者接到入院通知后，持有效身份证件、住院证、医疗保险证明、押金及生活必需品到住院处办理入院手续。就诊卡可在住院期间作为饭卡使用，在住院处充值。

3. 患者办理好住院手续后到接诊室领取病号服和身份识别腕带，再由工作人员送入病房。

4. 患者及家属要保存好押金收据、医疗保险证明、就诊卡等，以备出院时使用。

[患者入院（转入）护理]

1. 病房接到接收新（转入）患者通知后，根据患者病情需要准备好床单位。危重症患者还需要准备抢救物品。

2. 值班护士主动热情迎接新（转入）患者，并做自我介绍，核对患者身份、佩戴好腕带后陪同患者至指定的床位。

3. 病情轻的患者嘱其休息，将随身携带物品妥善放置；病情重的患者协助安排卧位，初步评估患者病情；通知医生，遵医嘱及时进行治疗。

4. 接待转科患者时要与转科护士或外勤人员认真交接皮肤、输液情况及特殊用药。

5. 从手术室直接转入的患者，值班护士应了解患者手术名称、麻醉方式及术中情况，并认真记录在护理记录上。

6. 新患者如暂时不能安排床位时，应耐心向患者讲明原因并给予妥善安置。

7. 小组护士为患者测体重、血压、脉搏、呼吸和体温，并记录在体温单上。完成新患者的入院评估。

8. 带领患者熟悉病室环境及讲解病房管理制度，耐心解答患者及家属提出的问题。

9. 协助患者整理洗漱用物，多余物品请家属带回，保持病室内整齐清洁的环境。

10. 患者及家属阅读《患者入院须知》，填好空项并分别签字，保存在病历中。

11. 填写新患者病历记录表格。核对患者姓名，插好诊断牌和床头卡。

12. 通知主管医生接收新（转入）患者。根据患者需要通知配膳员为患者订餐。

13. 遵医嘱及时给予患者各种治疗。加强巡视、重点交班。

[患者出院护理]

1. 由主管医生根据患者病情决定其出院时间。

2. 出院前一日由主管医生告知患者，并向患者交待病情及出院后注意事项。小组护士为患者做出院指导。

3. 医生开具出院医嘱，主管护士见医嘱后办理相应的出院手续。

4. 出院单据及出院带药单均由外勤人员送至住院处及药房。

5. 病房接到住院处办理出院手续通知后，主管护士通知患者家属到住院处办理出院手续。

6. 家属先到住院处办理出院手续，再到药房领取出院带药。

7. 家属持出院证明回到病房，将病号服退给病房护士。护士帮助患者整理物品，剪掉腕带后恭送患者离开病房。

[患者转科护理]

1. 病房主管医生根据患者病情决定转出患者。

2. 主管护士见到转出医嘱后通知小组护士，将患者所有病历按转出要求书写、登记、整理，办理转出手续。

3. 转出前小组护士认真评估患者，书写转科患者交接记录或使用《转科患者交接记录单》。

4．协助患者和家属整理物品，将患者送至新病房。危重患者需由医生和护士同时护送。

5．转入新病房后，与新病房护士逐项交接药品、物品，患者皮肤、输液、引流、用药及护理记录等。

[**死亡患者护理**]

1．患者呼吸心跳停止由医生做出死亡诊断，并告知家属。

2．护士应安抚家属，满足家属合理要求，劝慰家属可暂时离开病房等待。

3．按照护理操作规范认真做好尸体料理。家属自愿参与逝者的清洁工作。

4．做好终末消毒工作，加强病室通风。如遇传染病患者，严格按照传染病消毒技术规范处理。

5．告知家属办理结账手续流程。

6．6小时内据实补记护理记录，详细记录抢救经过及用药，与医生核对患者呼吸心跳停止时间并记录。

7．逝者遗物处理

（1）若家属在场，应协助家属整理逝者所有的私人物品。

（2）若家属不在场，由两人共同清点，写出清单，交护士长保存。

# 三十、保护性约束制度

（一）本制度所指保护性约束为使用约束带对患者身体和四肢的约束。

（二）对患者实施保护性约束时，应向患者和/或家属讲清保护性约束的必要性。保证患者的医疗安全。

（三）保护性约束使用指征：①谵妄、昏迷、躁动等意识不清的危重症患者；②特殊治疗期间的临时限制；③不配合治疗的患者；④精神障碍患者；⑤病情危重、使用有创通气、伴有各类插管、引流管，防止发生坠床、管路滑脱、抓伤、撞伤等，保证患者安全。

（四）根据约束部位选择恰当的约束带。宽绷带可约束手腕及踝部，限制患者手、上肢和脚的活动；肩部约束带可固定肩部，限制患者坐起；膝部约束带可固定膝部，限制患者下肢活动。

（五）使用保护性约束注意事项

1. 认真对患者进行评估；使用约束具后做好护理记录。

2. 为患者实施约束时尊重患者，并保护患者隐私。

3. 使用约束带时肢体处于功能位，保证患者舒适安全。

4. 定时检查约束部位血液循环情况并记录，防止不必要的损伤。

# 三十一、患者膳食管理制度

1. 患者的膳食种类由医生根据病情决定。医生开具或更改膳食医嘱后，护士应及时通知营养部和配膳员，并填好膳食牌。

2. 开饭前协助卧床患者如厕、洗手，安排舒适卧位，备好床上饭桌，并保持室内清洁、整齐，以增进患者食欲。

3. 开饭时配膳员应洗手、戴口罩，保持衣帽整洁，并严格执行查对制度。

4. 注意食品保温，及时准确地将饭菜送到患者床旁，保证患者吃到热的饭菜。

5. 住院患者须订营养配餐，如因特殊情况患者家属送饭时，护士应对患者及家属进行膳食指导。

6. 观察患者进食情况，必要时协助患者进食，注意饮食习惯。对食欲不佳的患者适当鼓励进食，以增加营养。

7. 对食用治疗膳食的患者要讲清目的，取得患者合作。

8. 公共餐具要每餐消毒，传染病患者须使用一次性餐具。

9. 经常征求患者意见，及时和营养部取得联系。

# 三十二、健康教育制度

为患者和家属提供健康教育，有助于患者更好地参与治疗和护理，有助于患者提高自我护理能力。护理人员定期以多种形式向患者及家属进行健康教育。

[**健康教育形式**]

1. 个别指导：内容包括一般卫生知识如个人卫生、公共卫生、饮食卫生、常见病、多发病、季节性传染病的防治知识，简单的急救知识、妇幼卫生保健、婴儿保健、计划生育等。可在护理患者时结合病情、家庭情况和生活条件随时进行具体指导。

2. 集体讲解：确定主题。门诊可利用患者候诊时间，病房则根据工作情况及患者作息制度选择时间进行集体讲解。讲解同时可配合幻灯、模型、图片等，以加深印象。

3. 文字宣传：利用宣传栏编写短文、图画或诗词等，标题要醒目，内容要通俗易懂。

4. 座谈会：在患者病情允许的情况下，护理人员组织患者对主题进行讨论，并回答患者提出的问题。

5. 展览：如图片或实物展览，内容应定期更换。

6. 视听教材：利用幻灯、投影、录像、广播等视听设备在候诊大厅及住院患者活动区域进行宣教。

[**健康教育内容**]

1. 住院患者健康教育内容主要包括：①医院规章制度：如查房时间、探视制度、陪护制度、膳食制度等；②病室环境：作息时间、卫生间使用、贵重物品的保管及安全注意事项、预防跌倒知识、呼叫器的使用等；③相关疾病知识：相关检查、治疗、用药知识介绍指导，围手术期宣教，疼痛管理、康复技术指导、安全有效使用医疗设备；④出院指导。

2. 门诊患者健康教育内容主要包括：①一般性卫生知识；②生活方式方面的指导；③常见病、多发病的预防知识；④常用药物的用药知识等。

[**健康教育流程**]

1. 评估健康教育对象的学习需要及接受能力。

2. 制定相适应的教育目标。患者/家属与护士的教育目标是一致的。

3. 拟定适宜的健康教育内容。

4. 根据教育对象选择健康教育的形式。

5. 实施健康教育计划。

6. 对健康教育结果进行评价。

7. 记录对患者的健康教育。

# 三十三、病室内医疗仪器设备及
# 病房设施的安全使用

（一）各种电器设备

[**可能出现的问题**] 漏电

[**预防措施**]

1. 专人负责，定期检查性能、电线及插头，使之处于完好备用状态。

2. 将插头拔出后严禁放在有水的地方，要放在干燥稳妥处保存。

3. 在使用插头前要检查插头是否沾湿，一旦入水不能使用，应通知电工处理。

4. 应用电子仪器及无线遥控监护仪时，禁止使用无线电话。

5. 所有电器应先关机，后断电源。

6. 所有电器使用后用75%酒精和清水进行消毒和清洁。

（二）监护仪

[**可能出现的问题**] 漏电、警报、机械故障

[**预防措施**]

1. 专人负责，每周进行检查及试机并清洁机身。

2. 应用时严格按规程操作。

3. 使用中确保报警系统处于启动状态。

4. 确保各导线连接正确妥当。

5. 注意袖带、血氧饱和度监测仪的使用，避免导线扭曲及损坏。

6. 出现问题及时与维修人员联系。

（三）心电图机

[**可能出现的问题**] 漏电、损坏，出现误差影响诊断

[**预防措施**]

1. 专人负责，每周检查及试机并清洁机身。

2. 使用前测试各功能键。

3. 确保各导线连接正确。

4. 心电图导联位置准确。

5. 心电图纸安置正确，出纸正常。

6. 使用后要将连线放置妥当，禁扭曲打折。

7. 使用后要及时充电。

8. 出现问题及时与维修人员联系。

（四）除颤器

[**可能出现的问题**] 漏电、灼伤

[**预防措施**]

1. 专人负责，定期检查与清洁，确保操作正常。

2. 严格按规程进行操作。

3. 除颤前调好参数，正确使用导电糊，避免灼伤。

4. 除颤时确保所有人员远离病床。

5. 除颤放电时避免放空，防止损坏机器。

6. 使用完毕做好清洁消毒。

7. 使用完毕及时充电，随时保持除颤器处于备用状态。

8. 出现问题及时与维修人员联系。

（五）输液泵

[**可能出现的问题**] 故障、损坏

[**预防措施**]

1. 专人负责，用后及时清洁。

2. 定期检查配件是否齐全，仪器是否完好。

3. 出现问题及时与维修人员联系。

（六）洗胃机

[**可能出现的问题**] 漏电、失误

[预防措施]

1. 定期检查电线和插头的性能。

2. 检查配件是否齐全。

3. 使用前测试各项功能键。

4. 检查机身有无漏水。

5. 检查管路接头是否牢固。

6. 出现问题及时与维修人员联系。

（七）降温毯

[可能出现的问题]　漏电、冻伤或烫伤

[预防措施]

1. 专人保管，定期清洁并检查是否完好，备用。

2. 使用前设置好温度报警。

3. 使用时密切观察患者的体温及皮肤情况。

4. 使用中发现故障立即停止使用，并及时维修。

（八）雾化器

[可能出现的问题]　漏电、流速过快或阻滞引起患者不适

[预防措施]

1. 保持机身干净、干燥，经常进行清洁擦拭。

2. 红灯亮起时要检查原因

（1）水杯内的水不足，药杯穿破。

（2）安装水杯位置不准确。

（3）浮漂粘连。

3. 蒸馏水位应在合适的水位线之间。

（九）电插销板

[可能出现的问题]　漏电

[预防措施]

1. 放置的位置安全妥当，避免电源线扭曲、打折或牵拉。

2. 严禁与水、液体接触。

3. 根据用途，选择带独立开关的插销板。

4．定期检查维修。

（十）微波炉

[**可能出现的问题**] 燃烧、爆炸

[**预防措施**]

1．定期检查电线插头及性能，以确保运行正常、安全。

2．使用前应认真阅读说明书，有疑问向器材处查询。

3．加热食品时禁用密闭式器皿，加热时间要适当，以防引起烧焦、爆炸。

4．禁止烹调生蛋类食品。

5．禁止使用金属器具加热食品。

6．科室工作人员加强使用指导及安全管理。

（十一）氧气系统

[**可能出现的问题**] 泄漏、助燃

[**预防措施**]

1．泄漏：经常检查氧气阀有无漏气。发现漏气及时通知维修人员进行修理。

2．助燃：禁止任何人在病区内吸烟及使用打火机，需要用明火时应关闭氧气。

（十二）酒精灯

[**可能出现的问题**] 燃烧、爆炸

[**预防措施**]

1．检查酒精灯内的酒精量是否充足，不可用其他燃料代替。

2．使用酒精灯时，要避开易燃、易爆物，酒精灯燃烧时人员不得离开。

3．酒精量不超过 2/3，禁止在使用中添加酒精，否则会引起火患。

4．用后盖上灯罩灭火，切勿吹熄。

（十三）热水瓶

[**可能出现的问题**] 放置不稳、烫伤

［**预防措施**］

1．放置平稳并远离床头。

2．定期检查热水瓶有无漏水现象，及时更换。

（十四）热水袋

［**可能出现的问题**］烫伤

［**预防措施**］

1．水温适宜（45～50℃），将盖拧紧，检查是否漏水。

2．使用时用布包裹，避免直接接触皮肤。

3．经常检查热水袋温度及患者皮肤，认真交接班。

4．昏迷、老年、婴幼儿、感觉迟钝的患者严格按照操作规范使用热水袋。

（十五）冰袋

［**可能出现的问题**］冻伤

［**预防措施**］

1．使用时用布包裹，避免直接接触皮肤。

2．禁止将冰块直接放在患者皮肤上。

3．及时更换被冰袋浸湿的被服。

（十六）体温计

［**可能出现的问题**］折断、玻璃刺伤、汞中毒

［**预防措施**］

1．使用前检查有无裂痕，摆放要轻，向患者讲清注意事项。

2．避免玻璃刺伤：婴幼儿、年老体弱、躁动、昏迷、精神异常的患者不宜测量口温，在测腋温时护士应守在床旁，及时收回。

3．预防汞中毒：如患者需测口温，应向患者讲明注意事项。如不慎咬碎体温计，应立即清除玻璃碎屑，再口服蛋清或牛奶以延缓汞的吸收。病情允许者可多食用膳食纤维丰富的食物促进汞的排泄。

4．每周对体温计进行大消毒和检测，并有检测记录。

（十七）血压计

［**可能出现的问题**］汞中毒

［**预防措施**］

1. 使用血压计时放置稳妥处，禁止碰撞造成汞槽受损、水银泄漏。

2. 测血压前打开汞槽开关，用后将血压计盒盖右倾 45°，关闭汞槽开关。

3. 使用时避免汞柱打得过高。

4. 如有汞泄漏，要及时回收或请专业人员处理。

5. 每半年由专业人员对血压计进行检测。

（十八）呼叫器

［**可能出现的问题**］失灵

［**预防措施**］

1. 指导患者正确使用。

2. 定期检查插口是否松动或脱出。

3. 固定放置合适位置，呼叫器连线不能绕在床栏上。

4. 定期检查，发现失灵及时维修。

（十九）地面

［**可能出现的问题**］滑倒

［**预防措施**］

1. 保持地面干爽，发现水渍、污渍及时擦净。

2. 地面湿滑时提醒患者注意，应竖有"小心地滑"的指示牌。

（二十）病床

［**可能出现的问题**］漏电、坠床、翻倒

［**预防措施**］

1. 漏电：发现电动床电源及插座出现故障要及时维修，移动病床时要拔除电源。

2. 坠床：床挡固定好，床轮锁好，将床降至低位。

3．翻倒：升或降床时要将两旁及床底硬物移开，以免床向一边倾斜，造成患者坠床或翻床。

（二十一）床挡

[**可能出现的问题**] 夹伤、松动

[**预防措施**]

1．夹伤：升降床挡时，注意检查患者体位，避免夹伤。

2．松动：注意安全检查，如有松动立即维修。

3．拉好床挡后检查是否固定。指导患者正确坐卧姿势。

（二十二）床旁桌

[**可能出现的问题**] 滑动

[**预防措施**] 告诉患者不要借力扶靠床旁桌，以免轮子滑动患者摔倒。

（二十三）轮椅、平车

[**可能出现的问题**] 撞伤、滑倒、坠车

[**预防措施**]

1．患者上下轮椅时护士要将刹车固定，防止滑动。

2．推轮椅下坡时，工作人员在下方，患者在上方，并嘱患者抓紧扶手，保证患者安全。

3．避免轮椅前倾，必要时用躯体固定带固定患者，防止患者摔倒。

4．患者上下平车或在平车上翻身时，护士要将平车固定稳妥，防止滑动。

5．使用平车时应拉上两侧护栏，避免坠车摔伤。

6．推平车上下坡时，患者头部位于高处，减轻患者不适。

7．推动轮椅或平车时避开障碍物，注意安全。

8．告知患者和/或家属使用轮椅或平车的注意事项。

9．轮椅和平车应存放在指定的储藏区域。

10．轮椅或平车出现使用故障时要及时送修。

（二十四）病房电脑及打印机

[**可能出现的问题**]　丢失、损坏

[**预防措施**]

1．计算机室为临床配备医嘱系统的所有硬件设备，设备只能在病房内使用，有专人管理。

2．所有设施应按医院要求连接、摆放，不要随意拆卸或搬动，以免影响使用。

3．未经许可，不得修改、删除工作站计算机中的预装软件。不能自行安装其他软件。

4．所有与主机外接设施如显示器、键盘、鼠标、打印机等在开机状态下严禁插拔。

5．打印机应使用 A4 复印纸或医嘱专用打印纸，以免卡纸。

6．所有上机人员要爱护设备，勿野蛮操作。非本病房工作人员，未经许可不能擅自使用。

7．所有工作站机器不得处理与工作无关的事情。不能利用计算机进行娱乐活动，如玩游戏、听音乐、看小说等。

8．因非正常使用而造成的一切事故，要追究科室及个人责任。

9．遇设备故障及时与维护人员联系。

# 三十四、财产物资管理制度

1. 各科室对设备、家具、器材、被服须建立账目，并定期清点，防止霉烂、遗失、差错。要求账物相符，保证物资安全。

2. 设专人负责物资、被服请领、保管及报废工作。

3. 请领物资要有计划性，既要满足临床需要，又要避免积压浪费。

4. 各科室领取消耗性器材、物品时应有本单位负责人签字才可请领。

5. 电脑、打印机等设备需要报废时，应有修理部门的技术鉴定、签字，证明不能修理时才能以旧换新。

6. 各种物资、被服的报废，需经行政处审核后，方可办理报废手续。

7. 任何人不得将医院的任何物资私自带出院外。

# 三十五、物品损坏赔偿制度

1. 所有护理人员（含实习护生、进修护士和护理员）均应爱护医院各项设施和物品，正确使用，避免损坏。

2. 因工作不慎而丢失或损坏仪器、器材、耗材，按新旧程度折价赔偿。

3. 凡因使用过久或因质量问题造成的自然破损，可免予赔偿。

4. 凡丢失或损坏仪器、器材，当事人均应主动报告科室负责人，并及时书面报告主管部门，如隐瞒不报，一经查出，除应全部赔偿外，并根据情节轻重给予不同程度的处分。

5. 患者及非本院职工，擅自动用仪器、器材造成损坏，一律按医院规定赔偿。

# 三十六、护理新业务、新技术
# 准入管理制度

（一）护理新技术、新业务认定

凡是近期在国内外护理领域具有发展趋势的新项目，在院内尚未开展过的项目和未使用的临床护理新手段被认定为新技术、新业务。

（二）护理新技术、新业务准入的必备条件

1. 拟开展的新技术、新业务项目应符合国家的相关法律法规和各项规章制度。

2. 拟开展的新项目应具有先进性、科学性、有效性、安全性、效益性。

3. 拟开展的新项目所使用的各种医疗仪器设备必须具有《医疗仪器生产企业许可证》、《医疗仪器经营企业许可证》、《医疗仪器产品注册证》和产品合格证，并提交加盖本企业印章的复印件存档备查，不得使用资质证件不全的医疗仪器。

4. 拟开展的新项目所使用的各种药品须有《药品生产许可证》、《药品经营许可证》和产品合格证，进口药品须有《进口许可证》，并提交加盖本企业印章的复印件存档备查，资质证件不全的药品不得在新项目中使用。

5. 拟开展的新项目不得违背伦理。

6. 拟开展的新项目应征得患者本人的同意。

（三）护理新技术、新业务分级

按该项目的科学性、先进性、实用性、安全性将新项目分为国家级、市级、院级。

1. 国家级：具有国际水平，在国内医学领域尚未开展的项目和尚未使用的医疗护理新手段。

2. 市级：具有北京市先进水平的新技术、新业务，在本市医学领域尚未开展的项目和尚未使用的医疗护理新手段。

3. 院级：在本院尚未开展的新项目和尚未使用的医疗护理新手段。

（四）护理新技术、新业务准入管理小组职责

1. 根据国家相关的法律法规和各项规章制度，制定护理新技术、新业务准入管理的规章制度。

2. 对拟开展的新项目的主要内容、关键问题包括先进性、可行性、科学性、实施的安全性、有效性、效益性进行科学的论证，对该项目做出评估及准入决定。

3. 负责监督及检查新项目的实施情况，发现问题及时纠正，对项目实施过程中发生的重大问题有权给予适当处理。

（五）护理新技术、新业务项目申请人职责

1. 认真填写新技术、新业务项目的申请书，编制新项目的准入申请报告、理论依据、实施方案、质量标准和意外应急方案，并在准入小组上负责陈述。

2. 制订实施方案，包括立项说明，陈述国内外该项目的进展情况；对该项目的实施制定安全保障制度及规程；制定实施计划和培训计划。

3. 认真执行医院的各项规章制度，实施新技术、新业务时，应认真履行告知制度，严格执行患者签字制度。

4. 严格执行新技术、新业务的质量标准，对新项目的技术要求、环节与终末质量严格把关，防止一切过失发生，如发生意外情况应立即启动应急方案，确保患者安全。

5. 主动接受护理新技术、新业务准入管理领导小组、主管部门和护理部对新项目的检查、评估和验收。

6. 新项目完成后，应及时向所在科室和护理新技术、新业务准入管理小组提交项目验收申请，做好验收的各项准备工作。

7. 项目验收结束后，应将新项目的有关技术资料、技术总

结、论文等按要求形成完整的技术资料，并交护理部存档备案。

8. 对新项目负有直接的管理责任，在项目的实施过程中应本着实事求是的科学态度，安全而高质量地服务于患者，对弄虚作假者给予行政处分，构成犯罪的应移交司法机关处置。

（六）护理新技术、新业务申报及准入流程

1. 申报护理新技术、新业务的护理人员应认真填写《护理新技术、新业务项目申报审批表》，经本科室核心小组讨论审核，总护士长及科主任签署意见后报护理部审阅。

2. 护理新技术、新业务准入领导小组审核、评估，经充分论证并同意准入后，报请院领导审批。

3. 拟开展的护理新技术、新业务项目经院领导和有关部门审批后，由医疗保险办公室上报北京市医保中心审批。进行可行性论证，内容主要有新技术、新业务的来源、是否符合国家的各项法律法规、目前在国内外开展的现状以及新项目方法、质量指标、保障条件、经费、预期结果、效益等。

4. 护理新技术、新业务经审批后必须按计划实施，凡增加或撤销项目必须经护理部准入管理小组同意并报主管院领导批准后方可进行。

5. 护理新技术、新业务开展前及准入实施后，临床应用时要严格遵守患者知情同意原则并有记录。

6. 护理部应定期对护理新项目进行检查考核，新项目负责人应定期上交新项目实施情况的书面报告。

7. 对护理新技术、新业务的有关资料要妥善保管，作为科技资料存档。

8. 新项目验收后，项目总结、论文应上交护理部存档备案。

9. 新技术、新业务在临床应用后，护理部应及时制定操作规范及考核标准，并列入质量考核范围内。

# 附 护理新技术、新业务项目申报审批表

编号：

| 申请科室： | 申请人： | 申请日期： |
|---|---|---|
| 申请项目名称： | | |
| 项目介绍（附操作流程）： | | |
| 申请单位负责人意见： | | |
| 护理部管理审批小组意见： | | |
| 主管院领导意见： | | |
| 备注： | | |

# 三十七、科室护理工作制度的修订规定

1. 在本院《护理工作手册》中未涉及到的科室特殊的护理工作制度或工作规范，科室可以根据临床特点，补充制定科室护理文件，原则上不能与《护理工作手册》相矛盾。

2. 新制定的科室护理工作制度或工作规范需经总护士长审批后提交护理部。

3. 护理部对科室制定的护理工作制度或工作规范进行审核，在内容及文字写作上进行把关，经护理部主任批准后生效使用，并在护理部备案。

4. 对本科室运行中的护理工作制度或工作规范进行修改完善需经过护理部审核，护理部主任批准后生效使用，并在护理部备案。

# 第三章　护理文件书写规范

## 一、电子体温单记录规范

（一）电子体温单自动生成患者姓名、性别、年龄、入院日期、科室、病案号等眉栏内容和日期、住院日数、术后日数等表格栏内容，核对信息准确性。

（二）录入出院、生产、呼吸心跳停止时间，手术及请假只录名称不录时间，以上信息显示在 42~40℃ 之间。在办理入院手续后体温单自动显示入院时间，录入"转科"医嘱后自动显示转科时间。

（三）如在 10 天内再次手术，电脑记录方式为第一次手术日数作为分母，第二次手术日数作为分子。

（四）体温、脉搏、呼吸记录方法

1. 在相应时间内准确录入体温、脉搏和呼吸数值。

2. 体温每小格为 0.2℃。蓝"×"表示腋温，蓝"●"表示口温，蓝"○"表示肛温。

3. 脉搏每小格为 4 次。红"●"点表示脉率，红"○"表示心率。

4. 相邻两次体温以蓝直线自动连接，相邻两次脉搏以红直线自动连接。如果数值落在粗线上不予连接。

5. 录入物理降温 30 分钟后测量的体温，以红"○"显示，自动以红虚线与物理降温前的数值连接。下次测得的温度与降温前温度连接。

6. 体温与脉搏重叠时，显示脉搏红"○"包裹体温蓝"×"。

7. 短绌脉者要同时测量心率、脉率，并准确录入，在脉搏和心率两曲线之间以红直线自动填满。

8. 呼吸以数字表示，显示在呼吸栏相应时间内，相邻两次呼吸上下错开。

9. 患者住院期间每天都应有体温、脉搏、呼吸记录。请假或外出检查返回后应及时测量并补记。

（五）在相应时间内录入特殊药物名称与剂量，显示 34 ~ 36℃之间，箭头向上表示药物起始时间，箭头向下表示药物终止时间。

（六）在相应栏内准确录入大便、入量、尿量、引流量、呕吐、腹围、血压、体重、身高等数值，项目名称要求齐全，并与数值一一对应。

（七）大便次数显示在前一日内（记录前一日 2pm 至当日 2pm 间的次数）。

1. 特殊表示方法：1/E 表示灌肠后大便一次；0/E 表示灌肠后无大便；$1\frac{1}{E}$ 表示灌肠前自行排便一次，灌肠后又排便一次。

2. "＊"记号：表示大便失禁或假肛。"＊/E"：表示灌肠后排便多次。

3. 若需记录排便量时，大便次数作为分子，排便量作为分母，例：1/200。

4. 连续三天未排便应给予及时处理，特殊情况除外。

（八）入量为 24 小时总量，尿量为 24 小时尿量，"＊"表示小便失禁。

（九）体重及血压：入院时测量并录入。每周至少有一次血压及体重记录，特殊情况遵医嘱测量后录入。入院时或住院期间因病情不能测体重时，体温单上录入"轮椅平车"或"卧床"。

（十）原则上电子体温单每页记录完整后打印。如因手术、会诊或医生查房需要及时打印。

# 二、护理记录书写基本要求

（一）护理记录书写总体要求

1. 眉栏项目填写完整、正确。

2. 书写内容应当客观、真实、准确、完整，语句通畅，与医疗记录相关内容保持一致，不得有伪造。

（二）涂改方法正确，在书写过程中发现错误，用同色笔双横线划掉错误，继续书写；若写完后发现错误，用同色笔双横线划掉错误，在错误上方正确书写并签上修改者全名。不得采用刀刮、粘、涂等方法修改。

（三）护理记录要突出专科特点，记录时间应具体到分钟。

（四）使用中文和通用的外文缩写，无正式中文译名的症状、体征、疾病名称等可以使用外文。

（五）文字工整、字迹清晰，使用蓝黑签字笔记录。日间、夜间笔迹颜色统一。

（六）护理记录由执行护理措施的护士签署全名，没有取得护士执业资格的护士书写记录后，要由带教护士审阅、签署二人全名（带教护士/被带教者）。

# 三、危重患者护理记录书写规范

（一）对医生开具医嘱的病危患者、部分病重患者、抢救患者、各种复杂或新开展的大手术患者记危重患者记录单。

（二）眉栏填写：科室、患者姓名、住院病历号、床号、记录日期（＿＿年＿＿月＿＿日）、页码。

（三）出入量记录：根据医嘱执行，将出入量种类及数值记录在相应内容栏内。

1. 入量：包括每餐进食种类和含水量、饮水量、输液及输血量等（注明药名、单位、浓度、剂量、用法等）。

2. 出量：包括尿量、大便量、呕吐量及各种引流液量等。在病情栏内，记录出量颜色、性质等。

3. 当班护士应做好日间小结和24小时总结，在日间小结和24小时小结数字下划双红线。

（四）生命体征记录：详细准确记录生命体征，记录时间应具体到分钟（12小时制），其中体温、脉搏、呼吸至少每日4次。病情出现变化时随时记录。

（五）病情记录

1. 病情变化记录内容：包括患者意识、病情变化、各种仪器的设定参数或模式、各种管道及引流性质、病情观察要点、护理措施。

2. 具体内容如下

（1）患者主诉（不适、感觉、看法）。

（2）护士所观察到病情变化、临床表现（如皮肤潮红、大汗、面色苍白）、心理及行为的改变以及重要的异常实验室检查等。

（3）治疗、护理措施、护理效果等（如翻身、右侧卧位、皮肤完好无破损；雾化吸入后咳出痰液约 30ml，较稀薄）。

（六）手术患者记录：患者返回病室时间、麻醉方式、手术名称、神志情况、生命体征、伤口出血情况、管路及引流情况、皮肤状况、疼痛处理等。

（七）专科护理记录：根据专科护理特点书写。

（八）特殊用药：记录用药名称、剂量、给药速度、时间、途径、用药观察及用药效果等。

（九）抢救记录：详细描述病情变化经过，准确记录抢救过程、时间及停止抢救时间，并与医疗记录一致，因抢救未能及时书写护理记录的，应在抢救结束后 6 小时内据实补记。

（十）记录频次：日间至少每 2 小时记录一次，夜间至少每 4 小时记录一次，病情变化随时记录。

# 四、一般患者护理记录书写规范

（一）根据护理级别及病情对一般患者住院期间护理过程进行客观记录。

（二）首次记录包括：入院时间、入院原因和入院宣教应于入院 24 小时内完成。

（三）病情记录

1. 患者生命体征发生变化时有描述，并记录采取的治疗、护理措施及效果。

2. 饮食、睡眠、排泄及出入量异常改变。

3. 异常化验结果及辅助检查和相应治疗。

4. 特殊检查及治疗应记录名称及项目以及检查治疗后的病情观察。

5. 使用特殊药物时应记录给药名称、给药时间、剂量、用法及用药后的效果。

6. 记录一般手术。术前准备按专科护理特点记录，术后当日应记录手术名称、麻醉方式、回病房时间、神志、生命体征、伤口敷料外观、有无出血渗血情况、引流液性质及量、皮肤情况，特殊用药名称、剂量、途径。手术后连续记录 3 天。

7. 病情变化时的症状、采取的治疗、护理措施及效果，突出专科特点。

8. 病情突变进行抢救的患者，应改记危重患者护理记录，一般护理记录单上注明：日期、时间及"见危重患者护理记录"。

9. 住院期间的检查、治疗、手术、用药及专科知识的宣教。

（四）转科记录：详细书写转科患者交接记录或使用《转科患者交接记录单》。

（五）出院记录：出院时间及出院指导。

（六）Ⅰ级护理：小手术或特殊治疗当天需每班记录；病情稳定后可1天记录1次。Ⅱ级护理和Ⅲ级护理：有病情变化随时记录。

# 五、护理病历首页（评估单）书写规范

（一）护士应在患者入院后 24 小时内完成护理评估，填写"护理病历首页"。

（二）一般资料

病房、床号、科别、病案号、姓名、年龄、性别、民族、入院日期及时间、入院方式、入院诊断、患者既往史、过敏史、家族史、用药史等。

教育程度、职业、宗教信仰、费用支付情况、婚姻、家庭子女情况等。

（三）体格检查

生命体征

神经系统

循环系统

呼吸系统

皮肤完整性：有压疮风险患者启用"防范患者压疮记录表"。

视力状况

听力状况

心理状态

（四）生活习惯

饮食状况

活动及自理能力：有跌倒风险患者启用"防范患者跌倒记录表"。

吸烟饮酒

（五）健康教育需求及宣教内容

入院护理指导、检查、治疗、用药及专科护理指导、出院护理指导等。

（六）护理病历首页（评估单）填写要求

1. 评估单项目填写完整、正确，无漏项。

2. 评估内容要与客观实际情况相符。

3. 护理评估由护士完成。若由实习护生或进修护士填写，带教护士负责检查，带教护士和实习护生或进修护士均在责任护士处签名。

# 附　护理病历首页（评估单）

正面

| 病房_____床号_____科别_____病案号_____姓名_____年龄___性别___民族___ |
|---|

| 入院日期：_____年___月___日<br>时间：_____<br>入院方式：□门诊　□急诊　□步行<br>　　　　　□轮椅　□平车<br>教育：□文盲　□小学　□中学<br>　　　　□高中　□大专　□大学及以上<br>宗教：□无　□有_____教<br>职业：_____ | 入院诊断：_____<br>费用支付：□公费医疗　□保险　□自费<br>婚姻：□未婚　□已婚　□离婚　□丧偶<br>家庭：子_____人　女_____人<br>联系人姓名：_____电话：_____<br>与患者关系：_____ |
|---|---|

| 生命<br>体征 | 体温：____℃　脉搏：____次/分　呼吸：____次/分<br>血压：____mmHg　身高：____cm　体重：___kg |
|---|---|
| 语言<br>表达 | □清晰　　□含糊　　□失语　　□方言　　□其他_____ |
| 意识<br>精神 | □清醒　　□嗜睡　　□蒙眬　　□躁动　　□昏迷<br>□平静　　□烦躁　　□焦虑　　□恐惧　　□其他_____ |
| 循环 | □脉律齐　□脉不齐　□脉过速　□脉过缓　□心脏起搏器　□其他_____ |
| 呼吸 | □正常　　□呼吸困难　□端坐呼吸　□气切<br>□插管　　□吸氧　　□呼吸机辅助　□其他_____ |
| 皮肤<br>完整性 | □正常　　□潮红　　□苍白　　□黄疸　　□发绀　　□皮疹　　□其他_____<br>□完整　　□压疮　部位：_____　面积_____cm<br>□破损/外伤　部位：_____　面积_____cm |
| 饮食 | 食欲：□正常　　□减低　　□增加　　□其他_____<br>食物禁忌：□无　　□有　　　　　　种类：_____ |
| 过敏史 | 食物：□无□有_____　药物：□无□有_____□其他_____ |
| 视力<br>情况 | 左眼：□清晰　□近视　□老视　□失明　□其他_____<br>右眼：□清晰　□近视　□老视　□失明　□其他_____ |
| 听力<br>情况 | 左耳：□清晰　□听力下降　□失聪　□其他_____<br>右耳：□清晰　□听力下降　□失聪　□其他_____ |
| 活动<br>休息 | 活动能力：□行动正常　□使用助行器　□残肢　□无法行动　□其他_____<br>自我照顾能力：□自理　□部分依赖　□完全依赖<br>睡眠习惯：_____小时/天　□正常　□间断入睡　□失眠　□服镇静剂 |
| 吸烟 | □不吸　□吸；每日_____包；已吸___年　□已戒烟 |
| 饮酒 | □不饮　□偶饮　□大量；每日_____两；已喝___年　□已戒酒 |

## 背面

| | |
|---|---|
| 排泄 | 小便：□正常 □失禁 □尿频 □尿潴留 □尿少 □留置导尿管<br>□其他_____<br>大便：□正常 □失禁 □腹泻 □便秘 □肠造口<br>其他：□呕吐 □引流 □其他_____ |
| 既往史 | □无 □有（诊断、年）_____<br>住院经历：□无 □有；原因_____地点：□本院 □外院<br>手术经历：□无 □有；原因_____地点：□本院 □外院<br>长期用药：□无 □有；主要用药_____ |
| 家族史 | □无 □高血压 □心脏病 □糖尿病 □肿瘤 □精神病<br>□其他_____ |
| 入院护理指导<br>□自我介绍 □环境介绍 □住院须知/病室规定介绍 □呼叫器使用<br>□床单位使用<br>□作息制度 □订餐制度 □贵重物品保管 □探视陪伴制度 □医生查房时间<br>此次入院原因：<br>_____<br>_____<br>_____ | |
| 资料来源：□患者 □亲属 □朋友 □其他_____ | |
| 执行护士：_____ 日期/时间：_____ | |

## 出院小结及护理指导

| |
|---|
| □出院日期：____年___月___日 时间：_____ 出院诊断：_____<br>出科方式：□步行 □轮椅 □平车 手术名称：_____<br>饮食：□饮食注意事项<br>活动与休息：□活动与休息方式及注意事项<br>出院用药：□无 □出院用药指导<br>复诊：□不需要 □按医生要求复诊 |
| 执行护士：_____ 日期/时间：_____ |

# 附 儿科护理病历首页（评估单）

正面

| 病房_____床号_____科别____病案号_____姓名_____年龄___性别___民族___ |
|---|

| 入院日期：_____年___月___日<br>时间：_____<br>入院方式：□门诊 □急诊 □步行<br>　　　　□轮椅 □平车<br>教育：□婴儿 □学龄前 □小学 □中学 | 入院诊断：_____<br>费用支付：□公费医疗 □保险 □自费<br>联系人姓名：_____电话：_____<br>与患者关系：_____ |
|---|---|

| 生命<br>体征 | 体温：_____℃ 脉搏：_____次/分 呼吸：_____次/分<br>血压：_____mmHg 体重：_____kg |
|---|---|
| 语言<br>表达 | □清晰 □含糊 □失语 □方言 □其他_____ |
| 意识<br>精神 | □清醒 □嗜睡 □蒙眬 □躁动 □昏迷<br>□平静 □烦躁 □焦虑 □恐惧 □其他_____ |
| 呼吸 | □正常 □呼吸困难 □端坐呼吸<br>□气管切开 □气管插管 □吸氧 □呼吸机辅助 □其他_____ |
| 口腔<br>黏膜 | □正常 □出血点 □溃疡 □糜烂 □鹅口疮 □其他_____ |
| 皮肤<br>完整性 | □正常 □潮红 □苍白 □黄疸 □发绀 □皮疹 □其他_____<br>□完整 □压疮 部位：_____面积_____cm<br>□破损/外伤 部位：_____面积_____cm |
| 饮食 | 食欲：□正常 □减低 □增加 □其他_____<br>食物禁忌：□无 □有　　　　　种类：_____ |
| 过敏史 | 食物：□无 □有_____ 药物：□无 □有_____ □其他_____ |
| 营养<br>状况 | □良好 □中等 □肥胖 □消瘦 □恶病质 |
| 父母/患<br>儿对疾<br>病认识 | □完全认识 □部分认识 □不认识 |
| 活动<br>休息 | 活动能力：□爬 □坐 □站 □走 □卧床 □其他<br>自理能力：1 完全自理 2 部分依赖 3 完全依赖<br>进食_____穿衣_____沐浴_____入厕_____床上活动_____<br>睡眠/休息形态 □正常 □入睡困难 □易醒 |
| 家属<br>对患<br>儿关心 | □好 □一般 □差 |

背面

| 排泄 | 小便：□正常　□失禁　□尿频　□尿潴留　□尿少　□留置导尿管<br>　　　□其他_____<br>大便：□正常　□失禁　□腹泻　□便秘　□肠造口<br>其他：□呕吐　□引流　□其他_____ |
|---|---|
| 既往史 | □无　□有（诊断、年）_____<br>住院经历：□无□有；原因_____地点：□本院　□外院<br>手术经历：□无□有；原因_____地点：□本院　□外院<br>长期用药：□无　□有；主要用药_____ |
| 家族史 | □无　□高血压　□心脏病　□糖尿病　□肿瘤　□精神病<br>□其他_____ |

入院护理指导

□自我介绍　□环境介绍　□住院须知/病室规定介绍　□呼叫器使用　□床单位使用

□作息制度　□订餐制度　□贵重物品保管　□探视陪伴制度　□医生查房时间

此次入院原因：

_____

_____

_____

资料来源：□患者　□亲属　□朋友　□其他_____

执行护士：_____　　　日期/时间：_____

出院小结及护理指导

□出院日期：_____年___月___日　时间：_____　出院诊断：_____

出科方式：□步行　□轮椅　□平车　手术名称：_____

饮食：□饮食注意事项

活动与休息：□活动与休息方式及注意事项

出院用药：□无　□出院用药指导

复诊：□不需要　□按医生要求复诊

执行护士：_____　　　日期/时间：_____

# 六、手术室护理记录书写规范

1. 眉栏项目填写完整、正确，无缺项。

2. 手术物品清点核对清晰、准确，有洗手护士和巡回护士签字。在手术前、关闭体腔前和关闭体腔后均有清点核对记录。

3. 无菌物品灭菌监测标识粘贴于记录单上，并有达标记录。

4. 患者病情记录全面，包括生命体征、手术名称、入室时间、手术体位、麻醉方式、皮肤和管路情况及术中特殊情况的记录。

5. 字迹清楚、整洁，涂改规范，签名清晰。

# 附　手术室护理记录单

姓名_____性别_____年龄_____体重_____科室_____日期_____病案号_____

手术间_____无菌包监测_____术前准备_____药物过敏史_____

术前诊断_____麻醉_____

手术名称_____

入室时间_____离室时间_____手术体位_____术毕皮肤情况_____

术中输血_____输液_____尿量_____引流管：无　有　名称_____

术后意识情况：清醒　半清醒　未清醒　出室血压_____mmHg　脉搏_____次/分

特殊情况记录_____

| 器械名称 | 术前清点 | 关前清点 | 关后清点 | 器械名称 | 术前清点 | 关前清点 | 关后清点 | 器械名称 | 术前清点 | 关前清点 | 关后清点 |
|---|---|---|---|---|---|---|---|---|---|---|---|
| 卵圆钳 | | | | 双爪钳 | | | | 取石钳 | | | |
| 针持 | | | | 妇科可可钳 | | | | 胆道探子 | | | |
| 小可可钳 | | | | 压肠钳 | | | | 阻断钳 | | | |
| 巾钳 | | | | 拉钩 | | | | 哈巴狗 | | | |
| 直血管钳 | | | | 吸引器头 | | | | 剥离子 | | | |
| 弯血管钳 | | | | 牙镊 | | | | 脊柱牵开器 | | | |
| 蚊式钳 | | | | 平镊 | | | | 骨刀、凿 | | | |
| 艾利斯钳 | | | | 尖镊 | | | | 咬骨器 | | | |
| 直角钳 | | | | 手术刀 | | | | 骨膜剥离器 | | | |
| 扁桃体钳 | | | | 刀片 | | | | 黏膜剥离子 | | | |
| 半齿钳 | | | | 手术剪 | | | | 刮匙 | | | |
| 长血管钳 | | | | 腹腔牵开器 | | | | 髓核钳 | | | |
| 心耳钳 | | | | 胸腔牵开器 | | | | 咬钳 | | | |
| 长可可钳 | | | | 开胸去肋 | | | | 组织采取钳 | | | |
| 肠钳 | | | | 特殊器械 | | | | 电烧（头） | | | |
| 肾蒂钳 | | | | | | | | | | | |
| 气管钳 | | | | | | | | | | | |
| 肺钳 | | | | | | | | | | | |

| 敷料 名称 | 术前清点 | 关 前 | 关 后 |
|---|---|---|---|
| 纱　　垫 | | | |
| 纱　　布 | | | |
| 布 带 子 | | | |
| 花 生 米 | | | |
| 棉　　片 | | | |
| 棉　　棍 | | | |
| 缝　　针 | | | |
| 消 毒 垫 | | | |
| 洗 手 护 士 | | | |
| 供 应 护 士 | | | |

标本处理者_____

冰冻送检_____

# 七、病室报告书写规范

（一）眉栏填写清晰、完整、正确，包括病室名称，日期（一年—月—日），患者总数、入院、转入、出院、转出、手术、生产、病重、病危、死亡等人数。

（二）病室报告书写顺序及写法

1. 出院、转出患者的姓名、床号、诊断及出院或转出时间。

2. 死亡患者的姓名、床号、诊断及呼吸心跳停止时间。

3. 出院、转出及死亡书写只占一行表格，如内容在日间病情栏内书写不下，可直接延续书写到夜间病情栏内。

4. 空一行书写，新入院、转入患者姓名、床号，患者性别、年龄、入院原因（诊断）及时间。

5. 空一行书写，当日手术患者姓名、床号、麻醉方式、手术名称。

6. 空一行书写，次日手术患者姓名、床号、麻醉方式、手术名称。

7. 空一行书写，病危或病重患者姓名、床号、诊断，病重注明"＊"；病危注明"⊛"。

8. 病危患者均需要书写，如果当日病危患者较多，只选择3名病情最重的书写。

9. 危重患者病情书写内容

（1）体温、脉搏、呼吸及血压只写数值，不标单位，并注明时间，日间 2pm、夜间 6am。

（2）2pm 以后入院的病危患者，第一行日间 T、P、R、BP 记录时间为实际测量时间，夜间 T、P、R、BP 记录时间为 6am。

（3）患者意识、生命体征、体位、皮肤完整性、特殊主诉、异常检验、治疗及给药、护理措施、伤口情况、引流情况、睡眠、病情变化及下一班需要重点观察和注意事项等。

（三）病室报告书写注意事项

1. 夜间患者总数、病重、病危人数填写准确。

2. 报告仅一页时，不用写页数。当内容需转第二页时，眉栏处应填写病室名称、日期（年、月、日）及页数，其他项目不必再填写；患者病情如在第一页未写完，第二页只写患者姓名及床号。

3. 报告应按照书写顺序及要求书写。

4. 全部顶格书写。仅危重患者报告内容时第一行前面空两格。

5. 只有书写出院、转出及死亡时，内容可延续至夜间病情栏内。

6. 报告内容要前后衔接，如白班交班时渗血较多，夜间应注明是否终止或仍渗血，是新鲜还是陈旧性血液等。

7. 报告中注意措辞恰当，无错别字，使用医学术语，不可写"不吃不喝"、"打哈欠"、"心口痛"、"打点滴"等口头语。写错部分应规范涂改，不得伪造，字迹应清晰、整洁。

8. 患者行特殊辅助检查如钡餐、胃肠道造影等只写在交班本中，不用写在病室报告中。

9. 日间报告由主管护士填写，夜间由后夜班护士填写，签全名。实习护士写报告要有带教老师签名，老师签名在斜线上，实习护士签名在斜线下。

10. 病室报告保存有效期为两年。

[特殊情况病室报告书写要求]

1. 入院＋病危，按病危患者书写，在诊断和⊛之间写"新"。

2. 入院＋手术，按入院患者书写，注明麻醉方式及手术名称。

3. 日间入院，夜间病危，在夜间栏内注明"病情转病危，见护理记录"。

4. 4：30pm 以后出入院的患者，接当天病室报告依序书写，并注明具体时间。

5. 夜间入院者，姓名、床号写在前，内容写在夜间病情栏内。

6. 若当日无出入院患者时，为避免病室报告空白，应挑选一名病室中最重的患者书写于病室报告中。

7. 入院 + 手术 + 出院，6pm 以前出院按出院患者书写；6pm 以后出院，日间按入院患者书写，在夜间病情栏内注明出院。

# 附 病室报告

病室　综合病房　　P¹　　　　日间 7-7　　　夜间 7-7

| 2001 年 3 月 10 日 | 总数：40　入院：2　转入：1<br>出院：1　转出：1 | 总数：40　入院：<br>转入：　出院：　转出： |
|---|---|---|
| 姓名及诊断 | 死亡：1　手术：2　生产：<br>病重：4　病危：1 | 死亡：　手术：　生产：<br>病重：4　病危：1 |
| 王某　2 床 | 病毒性肝炎经治疗病情平稳，于今日上午出院 | |
| 陈某某　6 床 | 肾结石为行手术于今日转泌尿外科病房 | |
| 李某　29 床 | 陈旧性心梗、心衰经抢救无效于今日上午 10 时 5 分呼吸心跳停止 | |
| | | |
| 韩某　30 床 | 患者女性，38 岁，胆囊结石为行手术今日入院 | |
| 余某　21 床 | 患者女性，58 岁，高血压、肾动脉狭窄今日入院 | |
| 赵某某　9 床 | 患者女性，28 岁，剖宫产术后，因 SGPT 高由 N5/8 转入 | |
| 陈某　15 床 | 患者今日在全麻下行腹腔镜胆囊切除术 | |
| 杨某某　29 床 | 患者今日在局麻下 DDDD 型起搏器探查术 | |

**续　表**

| | | |
|---|---|---|
| 杨某某　43床 | 患者于明日在全麻下行开腹探查术 | |
| 余某　7床 | 患者于明日在连硬外麻醉下行胃大部切除术 | |
| | | |
| 刘某　2床 | T 38　　P 100　　R 28<br>BP 90/60　　2pm | T 37$^6$　　P 92　　R 26<br>BP 92/60　　6am |
| 发热待查 | 患者今日神志仍处于昏迷状态，瞳孔等大，对光反射存在。血压在 90/60 ~ 110/70mmHg 之间。呼吸浅快 26 ~ 30 次/分，痰不多，为白色黏稠状，给予持续吸氧，并及时吸痰。今日体温最高至 38℃，未予处理，继续观察。尿管通畅。皮肤情况完好。锁骨下静脉输液通畅，按医嘱维持补液 | 患者夜间病情无特殊变化，定时翻身、吸痰，持续补液 |

签名：_____　　　　　　　签名：_____

# 八、医嘱单打印规范

1. 自动生成长期医嘱单和临时医嘱单的眉栏内容，核对信息准确性。

2. 医嘱单打印字迹清晰整齐，医嘱内容完整，有执行人和执行时间。

3. 长期医嘱应由主管医生或主管护士及时整理，将未停止的医嘱按时间顺序依次打印。

4. 患者进行手术或转科时，术前医嘱或原科医嘱一律停止，在医嘱单上以红笔划一横线，以示截止，重新开具术后医嘱和转科后医嘱。

5. 患者出院、死亡时所有医嘱全部自动停止。

6. 医嘱单随出院病历入医院病案室管理（医嘱变更单和医嘱执行单在病房保存，有效期为2年）。

# 九、使用医嘱系统处理医嘱的规定

（一）医生录入、确认医嘱，开具医嘱后及时通知护士。

（二）主管护士及时接收、生成医嘱，并及时打印医嘱变更单和医嘱执行单，交小组护士执行。若发现医嘱违反法律法规、规章或诊疗技术规范，应及时向开具医嘱的医生提出改正。

（三）护士录入护理级别和根据医嘱补充录入材料费，要求准确、及时、完整。

（四）撤销医嘱

1. 撤销医嘱要慎重，只有有撤销权限的医生或护士方可撤销医嘱。医生开具的医嘱由医生撤销，护士录入的医嘱由护士撤销。已打印的医嘱撤销后应在医嘱变更单相应条目处注明"撤销"，并签撤销人全名。

2. 已执行的医嘱不能撤销。长期医嘱只能停止。长期医嘱1 天之内、临时医嘱 4 天之内可以撤销，超过此期限的医嘱不能撤销。

3. 已确认上账的服药医嘱和退费医嘱不能撤销。

4. 因患者欠费而不能领取药品的医嘱应当天撤销。

5. 全排斥医嘱撤销后，长期医嘱要重新开。

6. 撤销医嘱后查看有无退药单生成，及时退药。已打印的医嘱要重打。

7. 领药/退药的医嘱处理。

8. 主管护士生成当日医嘱后，中心药房打印出药品统领单和口服药单后发药。

9. 领取毒麻药时，护士需将毒麻药处方、打印的毒麻药单和空安瓿一同交药房领药。

10. 领取贵重药时，护士携打印的贵重药单经住院处审批、药房确认后发药。

11. 夜间如需用抢救药，可到急诊药房临时借药。医生要及时开具用药医嘱，次日中心药房打印出的领药单，可抵消急诊借药。

12. 撤销医嘱后如有退药发生，必须打印退药单，及时退药。

13. 主班护士每日下班前要核查有无退药并及时办理退药。

14. 患者转科之前要完成领药和退药。

15. 出院后需带输液药物者，按临时领药处理。

（五）患者信息处理与查询

1. 病房负责核对医嘱系统中的患者姓名和病历号，及时更新床号等动态数据。

2. 见转科和出院医嘱，及时为患者办理转科和出院手续。当日转科或出院患者必须当日完成转科或出院医嘱处理。

3. 护士可以利用医嘱处理系统查询患者基本信息、医疗信息和费用信息等。

# 第四章 护理不良事件管理

## 一、护理不良事件及安全
## 隐患报告管理要求

（一）按照医院要求，科室要主动上报不良事件及安全隐患，促进从中学习和吸取教训。

（二）一般情况下，护理不良事件或安全隐患在24小时内电话报告护理部，48小时内上交书面报告，特殊事件上报见各个报告制度的具体要求。

（三）发生护理不良事件和安全隐患，科室需填写相应的报告表，一式两份，一份交护理部，一份科室存档。

（四）科室设立"护理不良事件和安全隐患报告"文件夹（A4），保存科室存档材料，要求整齐规范。

（五）每月登记本科室"护理不良事件和安全隐患"件数，便于统计。

（六）需要科室存档的报告表格

1. 护理差错（事故）报告表。

2. 护理投诉记录表。

3. 医疗护理风险防范（堵漏）报告表。

4. 患者皮肤压疮报告表。

5. 患者跌倒（坠床）报告表。

6. 患者管路脱落报告表。

7. 患者意外伤害报告表。

8. 输血/输液反应登记表。

# 二、护理差错（事故）预防及报告制度

1. 发生差错或事故后，要本着患者安全第一的原则，迅速采取补救措施，避免或减轻对患者身体健康的损害，或将损害降到最低程度。

2. 当事人要立即向护士长汇报，护士长要逐级上报发生差错、事故的经过、原因、后果，并填写"护理差错（事故）报告表"，在 24 小时内电话上报护理部，48 小时内上交书面报告。严重护理差错或事故应在事件发生后及时电话上报护理部，24小时内上交书面报告。周末及节假日报告护理部值班人员。

3. 发生严重差错或事故的各种有关记录、检验报告及造成事故的药品、器械等均应妥善保管，不得擅自涂改、销毁，以备鉴定。

4. 差错或事故发生后，科室和病房要组织护理人员进行讨论，分析出现差错的原因，制定改进措施，提高认识，吸取教训，改进护理工作。

5. 根据差错或事故的情节及对患者的影响，确定差错、事故性质，提出处理意见。

6. 发生差错、事故的科室或个人有意隐瞒、不按规定报告，事后发现将按情节轻重给予严肃处理，并纳入科室绩效考核。

7. 护理部定期组织差错分析会，提出安全预警和防范措施，不断改进护理工作。

8. 对医疗护理安全隐患科室可随时上报，填写"医疗护理风险防范（堵漏）报告表"。

# 附　护理差错（事故）报告表

一、简单资料

科室＿＿＿＿＿＿＿＿发生日期时间（分）＿＿＿＿＿＿＿＿

上报日期时间（分）＿＿＿＿＿

当事人姓名＿＿＿＿＿职称＿＿＿＿工作年限＿＿＿发现人＿＿＿

患者姓名＿＿＿＿＿年龄＿＿＿＿性别＿＿＿＿病案号＿＿＿＿＿

诊断＿＿＿＿＿＿

二、差错（事故）类型

　　1．非给药性　2．给药性

三、差错（事故）描述（发生经过、处置情况及结果）

四、原因分析

　　1．科室管理因素：

　　2．个人因素：

五、科室整改措施、处理意见

六、差错（事故）性质（护理部填写）

　　1．缺点　2．差错　3．严重差错　4．事故

七、护理部意见

## 表4-1　给药差错评分表

（总分：　　　）

| A（　） | B（　） | C（　） | D（　） | E（　） |
|---|---|---|---|---|
| 差错的类型 | 给药途经 | 药物分类 | 用药反应 | 汇报时限 |
| 给药时间错误　1分<br>给药途经错误　1分<br>遗漏给药<br>　一个剂量　　1分<br>给药日期错误　1分<br>输液速度错误<br>　　　时记　　1分<br>剂量错误　　　2分<br>给药过量<br>　个剂量　1~2分<br>药物错误　　　3分<br>未遵医嘱给药　4分 | 静脉　　　　4分<br>肌内/皮下<br>　　　　　　3分<br>口服　　　　2分<br>其他（经眼、<br>鼻、咽、阴道、<br>直肠等）　1分 | 根据药物<br>的级别不<br>同而评分<br>（表4-2） | 根据出现<br>用药后反<br>应评分<br>（表4-3） | 24小时内　　0分<br>1~1.5天　　1分<br>1.5~2天　　2分<br>超过2天　　1分<br>超1天加扣　>10分<br>不报、瞒报 |

## 表4-2　药物分类表

| 1分 | 2分 | 3分 | 4分 | 5分 |
|---|---|---|---|---|
| 抑酸剂<br>止泻剂<br>导泻剂<br>非静脉性药物<br>避孕药<br>化痰药<br>退热剂<br>维生素类<br>中药类 | 止吐剂<br>抗抑郁药<br>抗组胺药<br>抗炎药<br>雌激素<br>黄体酮<br>肌松剂<br>镇静剂<br>催眠药<br>麻醉剂<br>复杂的静脉药<br>（隔离等） | 抗生素<br>抗惊厥药<br>抗精神病药<br>巴比妥类药<br>利尿剂<br>麻醉拮抗剂<br>口服降糖药<br>类固醇类药<br>50%葡萄糖<br>抗结核药<br>抗排异药 | 抗血栓药<br>扩张支气管药<br>心血管药<br>－抗心律失<br>常药<br>－抗高血压药<br>－血管收缩/<br>血管舒张<br>麻醉镇痛药<br>电解质 | 肝素<br>血液/血液成分<br>化疗药<br>抗肿瘤药<br>高营养药<br>胰岛素<br>儿科用药 |

表4-3　差错或事故后果

| 0分 | 2分 | 4分 | 8分 | >10分 |
|---|---|---|---|---|
| 无用药反应 | 出现轻度用药反应，未给予处理，观察病情 | 出现用药后反应，采取用药处理等措施 | 出现严重用药反应，采取抢救等措施，患者恢复 | 出现严重用药反应，导致患者残疾或死亡 |

量表使用说明：

1. 每一项错误情形只打分一次，如果多于1种药物被用错了，那么每种药物分别打分。

2. 报告时限：以上报到护理部的时间为准。

3. 给药差错扣科室质控得分方法：

记分方法：A、B、C、D、E五项总和即为差错分数。

8~13分：该科室月总分减2分。

14~18分：该科室月总分减3分。

19~23分：该科室月总分减4分。

24~27分：该科室月总分减5分。

28~33分：该科室月总分减6分。

34~37分：该科室月总分减7分。

38~43分：该科室月总分减8分。

44~50分：该科室月总分减9分。对当事人酌情处理。

大于50分：该科室月总分减10分。当事人限期调离本院。

## 附 医疗护理风险防范（堵漏）报告表

病案号：_____患者姓名：_____年龄：_____性别：_____

诊断：_____发生时间：_____年____月____日____ am/pm

风险类别： □医疗风险 □护理风险

过程描述：


结果：_____

责任人：_____医生/进修医生/医学生

_____护士/进修护士/护生

堵漏人员：_____医生/进修医生/医学生

_____护士/进修护士/护生

报告科室： 护士长签字：

网报接收签字：


**以下由护理部填写：**

医疗风险分类：

□ 患者识别错误：医嘱（手术）张冠李戴、信息填错

□ 手术部位错误：

□ 医嘱错误：时间、剂量、用法、药名

□ 用药缺乏规范：用药未开过敏试验

□ 医嘱系统不熟练导致医嘱错误

□ 其他：_____


**护理风险分类：**

□ 医嘱处理错误：

☐　工作环节：配错药、挂错液、发错药

☐　输血错误：血型不符、张冠李戴

☐　其他：＿＿＿＿＿＿＿＿＿

讨论结果：＿＿＿＿＿＿＿＿＿＿＿＿＿＿＿＿＿＿＿＿＿

讨论日期：＿＿＿＿＿＿＿＿＿　　　负责人签字：＿＿＿＿＿＿＿

# 三、患者皮肤压疮预防及报告制度

（一）发现患者皮肤压疮，无论是院内发生还是院外带来的，科室均要在 24 小时内向护理部电话报告，48 小时内上交书面报告。周末及节假日报告时间顺延。

（二）填写"患者皮肤压疮报告表"注意事项

1. 按照表中所列项目逐条填写，如表中未列出的可补充说明。

2. 在"压疮来源"一栏中，科外发生的要填写发生科室，科内发生的要填写发生日期。

（三）密切观察皮肤变化，积极采取护理措施，促进压疮早期恢复，并准确记录。

（四）经评估患者属于压疮危险人群，应按要求填写"防范患者压疮记录表"。患者已经发生压疮，但为了预防其他部位继续发生压疮，除外填写"患者皮肤压疮报告表"，仍需填写"防范患者压疮记录表"。

（五）患者转科时"防范患者压疮记录表"交接到新科室继续记录。

（六）发生患者皮肤压疮的科室有意隐瞒不报，事后发现将按情节轻重给予严肃处理，并纳入科室绩效考核。

（七）护士长要组织科室人员认真讨论，不断改进护理工作。

# 附 患者皮肤压疮报告表

科室_____患者姓名_____病案号_____性别_____年龄_____
护理级别_____诊断_____报告日期_____填表人_____

一、患者状态
　　□昏迷 □瘫痪 □大小便失禁 □强迫体位
　　□肢体麻痹 □极度消瘦 □肥胖 □冬眠
　　□营养不良或恶病质 □其他_____

二、Braden 评分_____分

三、压疮来源
　　□院外 □科外（病室_____）
　　□科内（发生日期：_____年____月____日）

四、是否进行危险因素评估 □是 □否

五、压疮状况
　部位：□骶尾 □髋部 □脊柱 □肩胛 □肘部 □膝部
　　　　□外踝 □足跟 □枕部 □耳郭
　　　　□其他_____

　面积（cm）：_____

　分期：□ Ⅰ期皮肤完整，局部皮肤出现红、肿、热、痛
　　　　□ Ⅱ期受压部位呈紫红色，有硬结，出现水泡，水泡
　　　　　破溃后显露潮湿红润疮面
　　　　□ Ⅲ期表皮水泡破溃扩大，真皮层疮面有黄色渗出液，
　　　　　浅层组织坏死、疼痛
　　　　□ Ⅳ期坏死组织侵入真皮下层、肌肉层，延伸至骨骼，
　　　　　脓液多，组织发黑有臭味

六、创面情况
　　□红肿 □渗血渗液（水泡） □溃烂 □化脓 □坏死

　　□恶臭　□其他

**（以下部分由护理部填写）**

七、压疮发生原因分析

　　□疾病原因导致难避免　□护理措施不当　□其他

八、护理部质控追踪记录：

　　____年____月____日_____　签字：_____

　　____年____月____日_____　签字：_____

　　____年____月____日_____　签字：_____

　　____年____月____日_____　签字：_____

九、转归：　□痊愈　□部分愈合　□未愈合　□恶化

# 附　防范患者压疮记录表

科室：_____　姓名：_____　年龄：_____　性别：_____　诊断：_____

入院日期：_____　转入科室：_____　转入日期：_____

出院日期：_____　　评估日期：_____

| 评估内容 | 分　值 | | | |
| --- | --- | --- | --- | --- |
| | 1分 | 2分 | 3分 | 4分 |
| 对压迫的感知能力 | 完全丧失 | 严重丧失 | 轻度丧失 | 未受损害 |
| 皮肤潮湿度 | 持久潮湿 | 十分潮湿 | 偶尔潮湿 | 很少发生 |
| 身体活动程度 | 卧床不起 | 局限椅上 | 偶可步行 | 经常步行 |
| 改变体位能力 | 完全不能 | 严重受限 | 轻度受限 | 不受限 |
| 营养状态 | 差（禁食或补液≥5天或少量流食） | 不足〔鼻饲或胃肠道外营养（TPN）〕 | 适当 | 良好 |
| 摩擦力和剪力 | 有 | 潜在危险 | 无 | |

总评分　　　告知患者及家属可能出现压疮的危险性,讲解注意事项定时翻身更换体位、减轻皮肤受压、避免摩擦

预防措施　　使用①气垫、②气圈、③棉垫、④保护膜等工具
　　　　　　保持皮肤及床单位清洁、干燥
　　　　　　指导及协助患者移位时,避免牵拉及摩擦皮肤
　　　　　　指导患者及家属合理膳食,增强营养

预防效果　　无异常
　　　　　　局部出现红肿热痛
　　　　　　皮肤出现水疱、破溃

护士签字：_____

填表说明：

1．评分范围 6~23 分，分值越低，患者器官功能越差，发生压疮的危险性越高。

2．分值≤6 分的患者每班评估 1 次，分值 7~12 分的患者每 24 小时评估 1 次，其他患者每周评估 1~2 次或病情变化随时评估。

3．如果患者出现局部红肿热痛、水疱、表皮破溃，护士长应在 24 小时内书面上报护理部。

4．患者转科时此表随护理记录一并移交新病房继续填写，出院后于每月 5 日前交护理部。

# 四、患者跌倒（坠床）预防及报告制度

（一）护理人员应本着预防为主的原则，认真评估患者是否存在跌倒（坠床）危险因素，填写"防范患者跌倒（坠床）记录表"。

（二）对存在上述危险因素的患者，要及时制定防范计划与措施，做好交接班。

（三）及时告知患者及家属，使其充分了解预防跌倒（坠床）的重要意义，并积极配合。

（四）加强巡视，随时了解患者情况并记好护理记录，根据情况安排家属陪伴。

（五）如果患者发生跌倒（坠床），应按如下内容进行：

1. 本着患者安全第一的原则，迅速采取救助措施，避免或减轻对患者身体健康的损害或将损害降至最低。

2. 值班护士要立即向护士长汇报。科室按规定填写"患者跌倒（坠床）报告表"，在24小时内电话报告护理部，48小时内上交书面报告。周末及节假日报告护理部值班人员。

3. 护士长要组织科室人员认真讨论，在"报告表"上填写改进措施，并落实整改。

（六）患者转科时"防范患者跌倒（坠床）记录表"交接到新科室继续记录。

（七）发生患者跌倒（坠床）的科室有意隐瞒不报，事后发现将按情节轻重给予严肃处理，并纳入科室绩效考核。

（八）护理部定期进行分析及预警，制定防范措施，不断改进护理工作。

# 附　患者跌倒（坠床）报告表

科室_____患者姓名_____病案号_____性别____年龄____

护理级别_____诊断_____报告日期_____填表人_____

一、跌倒时情形描述

二、是否进行危险因素评估　□是　□否

三、跌倒后生命体征

　　　T_____P_____R_____BP_____意识_____

四、跌倒后伤情认定

　　□无伤害

　　□擦伤部位_____面积_____

　　□淤血部位_____面积_____

　　□撕裂伤部位_____面积_____

　　□骨折部位_____

　　□头部损伤　　说明_____

　　□死亡　　　　说明_____

五、跌倒后的处置

　　□无　　□涂药　　□缝合　　□影像学检查　□打石膏

　　□牵引　　□手术□其他

六、科室整改措施

**（以下部分由护理部填写）**

七、跌倒原因　□疾病本身原因　□护理措施不当　□意外

八、护理部质控追踪记录

年　　月　　日：＿＿＿＿＿＿＿＿＿＿＿＿　签字：＿＿＿＿

年　　月　　日：＿＿＿＿＿＿＿＿＿＿＿＿　签字：＿＿＿＿

年　　月　　日：＿＿＿＿＿＿＿＿＿＿＿＿　签字：＿＿＿＿

年　　月　　日：＿＿＿＿＿＿＿＿＿＿＿＿　签字：＿＿＿＿

## 附 防范患者跌倒（坠床）记录表

科室：_____ 姓名：_____ 年龄：_____ 性别：_____ 诊断：_____

入院日期：_____ 转入科室：_____ 转入日期：_____

出院日期：_____ 评估日期：_____

| 评估内容 | 评估级别 | | | |
|---|---|---|---|---|
| | A | B | C | D |
| 一般情况 | 年龄≥65岁 | 跌倒史<br>（1年内） | 患者合作<br>意愿差 | |
| 意识状态 | 躁动 | 精神恍惚 | 间断意识障碍 | 持续意识障碍 |
| 身体状况 | 需使用助行器 | 眩晕或低血压 | 步态不稳 | 视觉障碍 |
| 近期用药 | 利尿剂 | 降糖药 | 降压药 | 镇静安眠类 |
| 排泄问题 | 如厕需协助 | 尿频 | 尿急 | 腹泻 |

其他因素 保持地面无水渍、障碍物，病室及活动区域灯光充足
悬挂预防跌倒标识，班班交接
告知并指导患者及家属预防跌倒

预防措施 患者日常用物放于可及处
指导患者穿长短合适的衣裤及防滑鞋
教会患者使用床头灯及呼叫器，放于可及处
使用床挡或适当约束
专人陪住

预防效果 未发生跌倒
发生跌倒

护士签字：_____

填表说明：

1. 此表初始评估后，每周至少评估 1 次或根据患者情况变化随时评估。

2. 表中未涉及的跌倒（坠床）危险因素及重点护理措施应记入护理记录。

# 五、患者管路滑脱预防及报告制度

（一）管路滑脱主要是指胃管、尿管、引流管、气管插管、气管切开、中心静脉导管和经外周置入中心静脉导管（PICC）导管等管路的脱落。

（二）护理人员应认真评估患者意识状态及合作程度，确定患者是否存在管路滑脱的危险。

（三）对存在管路滑脱危险的患者，告知本人及家属，使其充分了解预防管路滑脱的重要性，取得配合。

（四）护理人员应制定防范措施，必要时在家属同意情况下采取适当的约束，并做好交接班。

（五）加强巡视，随时了解患者情况及检查约束部位，并记好护理记录，根据情况安排家属陪伴。

（六）如果患者发生管路滑脱，应按如下内容进行：

1. 立即报告医生迅速采取措施，避免或减轻对患者身体的损害或将损害降至最低。

2. 值班护士要立即向护士长汇报。科室按规定填写"患者管路滑脱报告表"，在24小时内电话报告护理部，48小时内上交书面报告。周末及节假日报告护理部值班人员。

3. 护士长要组织科室人员认真讨论，不断改进护理工作。

（七）发生患者管路滑脱的科室有意隐瞒不报，事后发现将按情节轻重给予严肃处理，并纳入科室绩效考核。

（八）护理部定期进行分析及预警，制定防范措施，不断改进护理工作。

# 附　患者管路滑脱报告表

科室＿＿＿患者姓名＿＿＿＿病案号＿＿＿＿性别＿＿＿年龄＿＿＿＿
护理级别＿＿＿诊断＿＿＿＿报告日期＿＿＿＿填表人＿＿＿＿

一、导管类型

　　□胃管　□尿管　　□引流管　□PICC　　□胸管

　　□透析管路　□气管插管　□中心静脉压（CVP）

　　□桡动脉　□Swan-Ganz 导管　□其他＿＿＿＿

二、置管日期＿＿＿＿＿年＿＿＿＿月＿＿＿＿日

　　发生日期＿＿＿＿＿年＿＿＿＿月＿＿＿＿日＿＿＿＿时＿＿＿＿分

三、管路滑脱时情况描述

四、处理

　　□立即通知医生　□重新置管　□观察病情

　　□脱管部位处理　□记录病情　□用药（药物名称＿＿＿＿）

　　□其他＿＿＿＿

五、并发症

　　□出血＿＿＿＿＿＿ml　□气栓　□血栓　□窒息

　　□感染　□气胸　□吻合口瘘　□其他＿＿＿＿

**（以下部分由护理部填写）**

六、脱管原因：□护理措施不当　□意外拔管

七、护理部质控追踪记录：

　　　　　　年　　月　　日：＿＿＿＿＿＿　签字：＿＿＿＿＿

　　　　　　年　　月　　日：＿＿＿＿＿＿　签字：＿＿＿＿＿

　　　　　　年　　月　　日：＿＿＿＿＿＿　签字：＿＿＿＿＿

　　　　　　年　　月　　日：＿＿＿＿＿＿　签字：＿＿＿＿＿

# 六、患者意外伤害预防及报告制度

（一）患者意外伤害主要包括自杀、走失、烫伤及意外受伤等。

（二）护理人员应认真评估患者意识状态、生活自理能力和合作程度，确定患者是否存在意外伤害的危险。

（三）对精神异常、抑郁、烦躁及自杀倾向的患者，了解患者是否正在接受药物治疗，并要求家属 24 小时陪伴，提醒家属患者可能存在自杀隐患。

（四）对存在意外伤害危险的患者要提高警惕，加强医护沟通，及时制定防范措施，记好护理记录。

（五）加强巡视，多关心患者，了解患者的心理状态，重点交接班。

（六）如果患者发生意外伤害，应按如下内容进行：

1. 立即通知医生，迅速采取急救措施挽救患者生命，并保护现场。

2. 值班护士要立即报告护士长，必要时向保卫处或总值班报告。护士长及时了解情况、发生经过、患者状况及后果，填写"患者意外伤害报告表"，24 小时内电话报告护理部，48 小时内上交书面报告。发生严重意外事件要及时电话报告护理部，周末及节假日报告护理部值班人员。

3. 护士长要组织科室人员认真讨论，不断改进护理工作。

（七）发生患者意外事件的科室有意隐瞒不报，事后发现将按情节轻重给予严肃处理，并纳入科室绩效考核。

（八）护理部定期进行分析及预警，制定防范措施，不断改进护理工作。

# 附　患者意外伤害报告表

科室_____患者姓名_____病案号_____性别_____年龄_____
护理级别_____诊断_____报告日期_____填表人_____

一、一般资料

　　发生日期_____年____月____日____时____分

　　住院日期_____年____月____日

　　手术日期_____年____月____日

　　陪住情况　□无　□有　□家属　□护工

　　　　　　　□陪护当时在场　□陪护当时不在场

二、类别

　　□自杀　□走失　□烫伤　□失窃　□暴力

　　□其他伤害_____

三、发生地点

　　病房内　□床旁　□卫生间　□病房走廊　□配膳室

　　□其他_____　　　病房外　地点_____

四、事件后果

　　□脏器功能损害　□残疾　□死亡　□其他_____

五、纠纷与冲突

　　□无　□科内劝导已平息　□上告医院　□提出诉讼

六、事情经过及处理措施

_____

_____

_____

# 七、护理投诉管理制度

（一）凡是医疗护理工作中，因服务态度、服务质量及自身原因或技术而发生的护理工作缺陷，引起患者或家属的不满，并以书面或口头方式反映到护理部或有关部门转至护理部的意见，均为护理投诉。

（二）护理部设专人接待护理投诉，认真倾听投诉者意见，并耐心安抚投诉者，做好解释说明工作，避免引发新的冲突，同时填写"护理投诉记录表"。

（三）护理部接到护理投诉后，及时与相关科室反馈，并调查核实。科内应认真分析事发原因，总结经验，接受教训，提出整改措施。

（四）投诉经核实后，护理部可根据事件严重程度，给予当事人相应处理。

1. 给予当事人批评教育。

2. 当事人作出书面检查，并在护理部备案。

3. 向投诉患者诚意道歉，取得患者谅解。

4. 按照护理投诉扣分标准扣科室月质控成绩。

（五）护理部定期组织投诉分析会分析、总结和预警，不断改进护理工作。

# 附 护理投诉记录表

投诉科室：_____ 病房：_____ 当事人：_____

患者姓名：_____ 性别：_____ 年龄：_____

病案号：_____ 诊断：_____

投诉人：_____ 与患者关系：_____

投诉者工作单位：_____ 联系电话：_____

投诉内容：

接待人：_____ 投诉日期：_____

科室核实情况：（可附页）

负责人签字：_____ 日期：_____

科室处理意见：

负责人签字：_____ 日期：_____

护理部处理意见：

负责人签字：_____ 日期：_____

# 八、医疗护理纠纷或事故处理程序

1. 当发生医疗护理纠纷或事故后，护理人员应在积极参与抢救与护理的同时，及时向科主任、护士长汇报。

2. 科室应与患者加强沟通，积极协调解决纠纷，无效情况下应向院内医患关系办公室或医务处、护理部汇报（如情节严重应及时向院领导汇报）。

3. 如发生医疗护理事故，应立即向医务处和护理部汇报。

# 九、纠纷病历的管理

发生纠纷的病历医院应按国家有关规定进行管理。护理人员应了解有关规定及病历保存办法，以免增加纠纷的解决难度。

（一）《医疗事故处理条例》中有关医疗机构病历管理规定

医疗机构应当由负责医疗服务质量监控的部门或者专（兼）职人员负责受理复印或者复制病历资料的申请。受理申请时，申请人应按照下列要求提供有关证明材料：

1. 申请人为患者本人的，应当提供其有效身份证明。

2. 申请人为患者代理人的，应当提供患者及其代理人的有效身份证明、申请人与患者代理人关系的法定证明材料。

3. 申请人为死亡患者近亲属的，应当提供患者死亡证明及其近亲属的有效身份证明。申请人是死亡患者近亲属的法定证明材料。

4. 申请人为死亡患者近亲属代理人的，应当提供患者死亡证明、死亡患者近亲属及其代理人的有效身份证明、死亡患者与其近亲属关系的法定证明材料、申请人与死亡患者近亲属代理关系的法定证明材料。

5. 申请人为保险机构的，应当提供保险合同复印件，承办人员的有效身份证明，患者本人或者其他代理人同意的法定证明材料；患者死亡的，应当提供保险合同复印件、承办人员的有效身份证明、死亡患者近亲属或者其代理人同意的法定证明材料。合同或者法律另有规定的除外。

（二）紧急封存病历程序

1. 患者家属提出申请后，护理人员应及时向科主任、护士长汇报，同时向医务处、医患关系办公室汇报。若发生在节假日或夜间，直接通知院总值班。

2. 在各种证件齐全的情况下，由医院专职管理人员（病案室人员）、患者家属双方在场的情况下封存病历（可封存复印件）。

3. 特殊情况时需要由医务人员将原始病历送至病案室。护理人员不可直接将病历交与患者或家属。

（三）封存病历前护士应完善的工作

1. 完善护理记录，要求护理记录要完整、准确、及时；护理记录相关内容与医疗记录一致，如患者病情变化及死亡时间等。

2. 检查体温单、护理病历首页（评估单）、护理记录单、医嘱单是否完整，包括医生的口头医嘱是否及时记录。

3. 病历封存后，由医务处指定专职人员保管。

（四）可复印病历资料

门（急）诊病历和住院病历中的住院志（即入院记录）、体温单、医嘱单、化验单（检验报告）、医学影像检查资料、特殊检查（治疗）同意书、手术同意书、手术及麻醉记录单、病理报告、护理记录、出院记录。

# 十、护理安全教育、管理制度

（一）各类护理人员每年必须接受护理安全相关内容的教育及培训，从思想上重视护理安全。

1. 新护士及进修护士入院教育内容必须包含护理安全教育。

2. 其他人员每年接受1~2次院内或科内组织的相关内容的教育或培训。

（二）护士长要重视安全管理工作的落实，对新业务、新技术的开展必须遵守相关的准入制度，并在科内护理人员中进行广泛培训后方可实施。

（三）各级护理管理人员应深入了解一线护理人员的工作状况，及时发现、消除护理工作中的不安全隐患；对违反护理工作要求、操作规程的现象及行为，要及时进行教育及纠正，情节严重者从重处理。

（四）护理管理部门要及时将科室存在的质量安全问题进行反馈，督促整改，并追踪改进效果。定期进行护理缺陷分析，通过案例进行安全教育。

（五）各级护理管理人员对护理工作环境及护理用具深入考察及论证，从患者安全角度出发，为不断完善环境建设、更新护理用具提出建议，为护患提供安全的工作环境和治疗休养环境。

# 第五章　护理应急程序

## 一、患者突然发生病情
## 变化时的应急程序

1. 发现患者突然发生病情变化，应立即通知值班医生。
2. 立即准备好抢救物品及药品。
3. 积极配合医生进行抢救。
4. 协助医生通知患者家属，如医护抢救工作紧张可通知住院处，由住院处通知家属。
5. 某些重大抢救或重要人物的抢救，应按规定及时报告医务处、护理部或院总值班。
6. 密切观察患者病情变化，及时书写护理记录。

# 二、患者输液过程中发生空气栓塞时的应急程序

1. 发现输液器内出现气体或患者出现空气栓塞症状时立即停止输液，更换输液器或排空输液器内残余空气。

2. 立即报告值班医生，并进行紧急处理。

3. 将患者置左侧卧位和头低脚高位。

4. 密切观察患者病情变化，遵医嘱给予吸氧及药物治疗。

5. 病情危重时，配合医生积极抢救。

6. 加强巡视和病情观察，认真记录病情变化及抢救经过，做好交接班。

# 三、患者输液过程中发生
# 肺水肿时的应急程序

1. 发现患者出现肺水肿症状时，立即停止输液或将输液速度降至最慢。

2. 立即通知值班医生进行紧急处理。

3. 将患者置端坐位，双下肢下垂，以减少回心血量，减轻心脏负担。

4. 高流量给氧，同时湿化瓶内加入 20% ~ 30% 的酒精，缓解缺氧症状。

5. 遵医嘱给予镇静、强心、利尿和扩血管等药物。

6. 必要时进行四肢轮流结扎，每隔 5 ~ 10 分钟轮流放松一侧肢体止血带，可有效地减少回心血量。

7. 加强巡视和病情观察，认真记录病情变化及抢救经过，做好交接班。

# 四、患者发生误吸时的应急程序

1. 发现患者发生误吸时，立即使患者采取俯卧头低脚高位，叩拍背部，尽可能使吸入物排出，并同时通知值班医生。

2. 及时清理口腔内痰液、呕吐物等。

3. 监测生命体征和血氧饱和度，如出现严重发绀、意识障碍及呼吸频率、深度异常，在采用简易呼吸器维持呼吸的同时，配合医生急行插管吸引或气管镜吸引。

4. 必要时遵医嘱建立静脉通路，备好抢救仪器和物品。

5. 协助医生通知患者家属。

6. 加强巡视和病情观察，认真做好护理记录和交接班。

## 五、患者发生消化道大出血时的应急程序

1. 发现患者发生大出血，嘱其绝对卧床，头稍高并偏向一侧，防止呕吐物误吸。

2. 立即通知值班医生，备好抢救车、负压吸引器、简易呼吸器、麻醉机等抢救设备，积极配合抢救。

3. 迅速建立有效的静脉通路，遵医嘱实施输血输液及应用各种止血治疗。

4. 及时清除血迹、污物。必要时用负压吸引器清除呼吸道内分泌物。

5. 给予吸氧。

6. 严密监测患者的心率、血压、呼吸和神志变化，必要时进行心电监护。

7. 准确记录出入量。观察呕吐物和粪便的颜色、性质及量，判断患者出血量，防止发生并发症。

8. 遵医嘱进行冰盐水洗胃：生理盐水维持4℃，一次灌注250ml，然后抽出，反复多次，直至抽出液清澈为止。

9. 采用冰盐水洗胃仍出血不止者，可遵医嘱行胃内灌注去甲肾上腺素，即冰盐水100ml加去甲肾上腺素8mg，30分钟后抽出，每小时一次，可根据出血程度的改善逐渐减少频次，直至出血停止。

10. 加强巡视和病情观察，认真做好护理记录和交接班。

11. 作好心理护理，关心安慰患者。

# 六、患者转运途中突然发生
# 病情变化时的应急程序

1. 患者转运需专人陪同，危重患者转运需由医护人员陪同。

2. 转运途中需仔细观察患者生命体征和病情变化，注意听取患者主诉。

3. 发现患者突然发生病情变化，配合医生立即给予紧急救治。必要时立即将患者送入途中最近的医疗单元实施急救。

4. 及时通知病房主管医生、护士长。必要时报告医务处、护理部或院总值班室。

5. 协助医生通知患者家属，如医护抢救工作紧张可通知住院处，由住院处通知家属。

6. 密切观察患者病情变化，做好护理记录。

# 七、患者突然发生猝死时的应急程序

1. 发现后立即抢救，同时通知值班医生。

2. 协助医生通知患者家属，如医护抢救工作紧张可通知住院处，由住院处通知家属。

3. 必要时报告医务处、护理部或院总值班。

4. 如患者抢救无效死亡，应等家属到院后再通知接诊室将尸体接走。

5. 做好病情记录和抢救记录。

6. 在抢救过程中，要注意对同室患者进行保护。

# 八、患者有自杀倾向时的应急程序

1. 发现患者有自杀倾向时，应立即通知主管医生和护士长。必要时向上级领导汇报。

2. 做好必要的防范措施，包括没收锐利的物品，锁好门窗，防止意外。

3. 协助医生通知患者家属，要求 24 小时专人陪护，家属如需要离开患者时应通知值班护士。

4. 加强巡视，多关心患者，掌握患者的心理状态。

5. 做好交接班工作。

# 九、患者发生自杀后的应急程序

1. 发现患者自杀，应立即通知值班医生，携带抢救物品及药品赶赴现场。

2. 判断患者是否有抢救的可能，如有可能应立即实施抢救工作。

3. 保护病房内及病房外现场。

4. 通知医务处、护理部或院总值班，服从领导安排处理。

5. 协助医生通知患者家属。

6. 配合相关部门的调查工作。

7. 做好护理记录。

8. 保证病室常规工作的进行及其他患者的治疗工作。

9. 按照"患者意外伤害预防及报告制度"上报护理部。

# 十、患者发生跌倒（坠床）时的应急程序

1. 发现患者不慎发生跌倒（坠床）后，立即赶到现场，同时通知医生。

2. 初步评估患者的意识、受伤情况，测量生命体征。必要时进行紧急抢救措施。

3. 协助医生检查患者，为医生提供信息，遵医嘱进行正确处理。

4. 如病情允许，将患者移至床上进行救治。

5. 遵医嘱进行必要的检查和治疗。

6. 协助医生通知患者家属。

7. 密切观察患者病情变化，做好护理记录。

8. 按照"患者跌倒（坠床）预防及报告制度"上报护理部。

## 十一、患者发生管路滑脱时的应急程序

1. 发现患者发生管路滑脱后，立即采取相应措施，必要时通知医生。

2. 密切观察患者病情变化，详细记录护理记录。

3. 根据医嘱要求及患者病情需要，给予再次置管。

4. 如患者自行拔除管路，给予患者适宜的约束措施，防止患者再次拔除管路。

5. 按照"患者管路滑脱预防及报告制度"上报护理部。

# 十二、患者外出（不归）时的应急程序

1. 发现患者外出应马上通知主管医生及护士长。

2. 通知医务处、护理部或院总值班。

3. 查找患者和家属联系电话，或通知住院处协助查找，尽快与患者取得电话联系。

4. 尽可能找到患者去向，必要时通知保卫处协助寻找患者。

5. 患者返院后立即通知医务处和护理部，并按医院有关规定进行处理。

6. 若确属外出不归，需两人共同清理患者用物，贵重物品、钱款等登记并上交领导妥善保存。

7. 做好护理记录。

# 十三、患者发生药物不良
# 反应时的应急程序

1. 患者在药物治疗过程中护士应加强巡视。

2. 一旦发现患者出现药物不良反应时应立即停药。

3. 立即报告值班医生，遵医嘱给予相应的处理。

4. 情况严重者应就地抢救，必要时进行心肺复苏术。

5. 及时向护士长及有关部门汇报。

6. 密切观察患者病情变化，记录患者发生药物反应的经过、生命体征、一般情况和治疗抢救过程。

7. 将残余药液送药剂科药检室检验，查找发生药物不良反应的原因。

# 十四、患者发生输液（血）反应时的应急程序

1. 发现患者发生输液反应，应立即撤除所输液体，重新更换液体和输液器。保留残余药液和输液器，以备检验。

2. 发现患者发生输血反应，应立即停止输血，换输生理盐水。保留残余血袋和输血器，以备检验。

3. 立即报告值班医生和护士长，遵医嘱给予抗过敏药等相应处理。

4. 若是一般过敏反应，应密切观察患者病情变化，安慰患者，减少患者的焦虑。

5. 若是病情紧急，需备好抢救药品及物品，配合医生进行紧急救治，并给予吸氧。

6. 填写"输液（血）反应报告单"，24 小时内电话报告护理部，48 小时内上交书面报告。

7. 加强巡视及病情观察，做好护理记录，记录患者的生命体征、一般情况和抢救过程。

8. 发生输液反应时，将残余药液送药剂科药检室检验；发生输液反应的输液器和同批号未开封的输液器送器材处检验。

9. 怀疑溶血等严重反应时，将残余血袋及抽取患者血样一起送输血科；发生输血反应的输血器和同批号未开封的输血器送器材处检验。

## 附 输液（血）反应报告单

科室＿＿＿ 报告人＿＿＿ 报告日期＿＿＿年＿＿月＿＿日

患者姓名＿＿＿＿ 年龄＿＿＿ 发生日期＿＿＿＿＿

病案号＿＿＿＿ 性别＿＿＿ 操作者＿＿＿＿

诊断＿＿＿＿＿＿＿＿

输入液体（血液）＿＿＿＿＿＿＿

名称/剂量＿＿＿＿＿＿＿

液体生产厂家/批号＿＿＿＿＿＿＿

血制品来源/输血号＿＿＿＿＿＿＿

加入药物名称/剂量＿＿＿＿＿＿＿

输液（血）器＿＿＿＿＿＿＿

生产厂家/批号＿＿＿＿＿＿＿

余液（血）量＿＿＿＿＿＿＿

输液（血）反应

发生经过

送检 □余液送药剂科药检室检验 □余血送血库检验
□使用的输液（血）器以及3个同批号未开封的
输液（血）器送器材处

输液（血）反应 □输入液体引起 □输液（血）器引起
发生原因（可多选） □病人自身原因 □其他＿＿＿＿

科室处理措施 报告 □护理部 □药剂科 □血库 □器材处
（可多选） □其他部门＿＿＿＿＿＿＿＿＿＿＿＿
□科内组织讨论
□其他 ＿＿＿＿＿＿＿＿＿＿＿＿

①对科室处理措施的评价

护理部意见　②若与药剂科/血库/器材处等部门沟通，结果如下：

③其他

# 十五、患者发生化疗药外渗时的应急程序

1. 发生化疗药外渗后要立即停止化疗药的注入。

2. 保留针头接新的注射器，回抽漏于皮下的药液，然后拔除针头。

3. 及时通知值班医生及护士长。

4. 遵医嘱用2%普鲁卡因1ml加生理盐水4ml配制的封闭液进行局部封闭（普鲁卡因过敏者禁用），封闭范围应超出渗液的范围，可起到减慢化疗药的吸收和局部镇痛作用。

5. 抬高患肢，根据化疗药性质在24小时之内采取冷敷或热敷，减少化疗药的吸收。

6. 避免患处局部受压，外涂喜疗妥。外渗局部肿胀严重者可用50%硫酸镁湿敷，并与喜疗妥交替使用。

7. 加强交接班，密切观察局部变化。

## 十六、患者发生躁动时的应急程序

1. 发现患者突然发生躁动，立即说服并制动约束患者，防止发生意外，并通知值班医生。

2. 观察患者神志变化，监测生命体征，遵医嘱给予镇静药物。

3. 观察约束带使用情况，约束带固定松紧度及约束部位皮肤状况。

4. 协助医生告知患者家属，取得家属理解和配合。

5. 作好护理记录，必要时遵医嘱建立静脉通路，备好抢救仪器和物品。

# 十七、患者发生精神症状时的应急程序

1. 发现患者有精神症状时立即通知值班医生及护士长，夜间通知院总值班或护理部夜间值班护士长。

2. 采取约束等安全保护措施，以免患者自伤或伤及他人。

3. 协助医生通知患者家属，告知家属 24 小时专人陪护。

4. 如果患者出现过激行为，应立即通知保卫处或相关部门协助处理，并考虑对患者采取躯体束缚，以防发生意外。

5. 协助医生请专科会诊。

6. 遵医嘱给予药物治疗。

7. 加强巡视和病情观察，认真做好护理记录和交接班。

# 十八、病房发现传染病患者时的应急程序

1. 发现甲类或乙类传染病患者，立即通知上级领导及有关部门（医务处、护理部、感染办公室）。必要时在医院统一指挥下启动院级应急预案。

2. 根据传染源的性质，立即采取相应的隔离措施及医护人员防护措施。

3. 保护同病室的患者。

4. 患者使用的物品按消毒隔离要求严格处理。

5. 加强巡视和病情观察，认真做好护理记录和交接班。

6. 患者出院、转出后，应按传染源性质进行严格的终末消毒。

# 十九、停水和突然停水的应急程序

（一）接到停水通知后，做好停水准备

1. 告诉患者停水时间。

2. 给患者备好使用水和饮用水。

3. 病房热水炉烧好热水备用，同时尽可能多备使用水。

（二）突然停水时，白天与维修科联系，夜间与院总值班联系，汇报停水情况，查询原因，及时维修。

（三）加强巡视患者，随时解决患者饮水及用水需求。

# 二十、泛水的应急程序

1. 立即寻找泛水的原因，如能自行解决应立即解决。

2. 如不能自行解决，立即找维修科，夜间可通知院总值班协助联系维修科值班人员。

3. 协助维修人员的工作，白天可通知病室保洁人员及时清扫泛水；夜间要主动将污水清理。

4. 告诫患者切不可涉足泛水区或潮湿处，防止跌倒，保证安全。

# 二十一、停电和突然停电的应急程序

1. 接到停电通知后，立即做好停电准备，备好应急灯、手电等，救治仪器如使用电动力工作时，需备替代的方法。

2. 如遇突然停电，立即检查有储电功能的仪器运作情况，无储电的仪器如血液透析机，应马上使用替代方法，维持正常运转。

3. 使用呼吸机的患者，必须立即将呼吸机脱开，使用简易呼吸器进行人工呼吸，若呼吸机内置蓄电池，检查蓄电池是否能够维持呼吸机正常运转。

4. 立即通知值班医生和护士长，统一指挥，病房全部人力投入患者紧急救治中。

5. 电话通知电工组查询停电原因并尽快恢复用电，并电话通知医务处、护理部，夜间通知院总值班，协助临床解决停电造成的困难。

6. 加强巡视，安抚患者，同时注意防火、防盗。

# 二十二、失窃的应急程序

1. 发现失窃，保护现场。
2. 通知保卫处到现场处理，夜间通知院总值班。
3. 协助保卫人员进行调查工作。
4. 维持科室秩序，保证患者医疗护理安全。

# 二十三、遭遇暴徒的应急程序

1. 遇到暴徒时，护理人员应保持头脑冷静，采取必要措施保护患者和自身安全。

2. 设法报告保卫处，夜间通知院总值班，或寻求在场其他人员的帮助。

3. 安抚患者及家属，减少在场人员的焦虑、恐惧情绪，尽力保证患者的生命安全及国家财产安全。

4. 暴徒逃走后，注意其走向，主动协助保卫人员的调查工作。

5. 尽快恢复科室的正常医疗护理工作，保证患者的医疗安全。

# 二十四、火灾的应急程序

1. 发现火情后立即呼叫周围人员分别组织灭火，同时报告保卫处及上级领导，夜间电话通知院总值班。

2. 根据火势，应用现有的灭火器材组织人员积极扑救。

3. 关好邻近房间的门窗，以减慢火势扩散速度。

4. 打开消防通道，医护人员协助/指引患者（湿毛巾捂口鼻）经安全通道紧急撤离，尽可能以最低的姿势或匍匐快速前进。组织患者撤离时不要乘坐电梯。

5. 切断氧源、电源，撤出易燃易爆物品，并抢救贵重仪器设备及重要资料。

6. 将患者撤离疏散到安全地带，稳定患者情绪，保证患者生命安全。

# 二十五、地震的应急程序

1. 地震来临，值班人员应冷静面对，关闭电源、水源、气源、热源，尽力保障人员的生命及国家财产安全。

2. 发生强烈地震时，医护人员协助/指引患者，将患者撤离病房，疏散至老楼东西花园或广场空地。撤离过程中护理人员要注意维护秩序，安慰患者，减少患者的恐惧。

3. 情况紧急不能撤离时，指导在场人员及患者寻找有支撑的地方蹲下或坐下，保护头颈、眼睛，捂住口鼻。

4. 维持秩序，防止混乱发生。

5. 注意防止有人趁火打劫。

# 二十六、化学药剂泄漏的应急程序

1. 当有不明液体喷溅到患者衣物，马上将接触的衣物脱下。

2. 溅到皮肤上时，根据药剂性质立即用大量流动水冲洗或用棉花、吸水布吸干皮肤上药液，进行妥善处理。

3. 通知医生并协助明确液体的性质，遵医嘱进行解毒处理。

4. 及时上报上级，协助了解事情经过，制定相应措施，总结经验，防止类似事件发生。

## 二十七、有毒气体泄漏的应急程序

1. 发现有毒气体泄漏后，立即用湿毛巾捂住口鼻，并通知上级领导及有关部门，协助组织疏散在场人员。

2. 立即开窗通风，应用科室内所有通风设备加强换气。

3. 如毒气源在科室内或附近，设法关闭毒气阀门，叮嘱在场人员远离毒气源。

4. 及时通知医生，积极救治出现中毒症状的患者，采取有效治疗及护理措施。

5. 维护科室秩序，保证患者医疗安全，安抚患者及家属。

# 二十八、突发事件护理管理应急预案

（一）在医院突发事件应急小组的统一领导和部署下，负责护理突发事件的应急处理的组织和指挥工作。

（二）突发事件发生后，根据医院突发事件领导小组要求迅速启动护理应急预案，采取紧急措施。

（三）各应急小组应当根据各自职责要求，服从突发事件应急领导小组的统一指挥，立即到达规定岗位，履行职责。

（四）参加突发事件应急处理的医护人员应当按照突发事件的要求，采取防护措施，并在专业人员的指导下进行工作。

（五）对护理应急队的要求

1. 由护理部统一领导，长期设置，人员相对固定，并有后备力量。

2. 保证应急队人员通讯联络畅通。

3. 遇有突发事件或重大疫情时，要求第一时间到达指定地点。

4. 负责现场的紧急救治及消毒隔离处理。

5. 定期进行实战演练，做到有备无患，常备不懈。

6. 应急队成员组成，应为各科护理骨干，并具有丰富的抢救技能和抢救经验。

7. 了解抢救物品、药品及防护用品放置位置，定期检查清点，用后及时补充，保证各种物品齐全，仪器设备处于完好状态。

（六）各组职责

[人员培训组]

1. 设专人专项管理。

2. 负责全院护理人员相关知识的培训工作。

3．负责急救小组应急能力及抢救技能操作的培训。

4．负责全院护理人员应对各类新型传染病防护知识的培训。

[**人力调配组**]

1．掌握全院护理人员配置状态、组织形式、应对突发事件的临时梯队人员。

2．根据突发事件患者的数量、病情，及时合理调配护理人员，保证一线护理人员的数量和质量。

3．随时了解梯队人员的思想状态，做好梯队人员思想动员工作。

[**质量管理组**]

1．负责制定相关工作制度、人员职责、工作流程及考核标准。

2．检查指导各项工作落实，定期组织护理查房，保证护理质量。

3．落实消毒隔离及个人防护要求，防止交叉感染。

4．定期检查、考核护理质量，及时修改补充工作制度及工作流程，持续提高护理品质。

[**物资保障组**]

1．掌握各项物品供应渠道，协调相关科室关系。

2．了解突发事件的物品需求。

3．及时组织供应一线所需的各类物品。短缺物品应做少量储备。

[**信息管理组**]

1．负责收集相关信息，做好预警工作。

2．及时传达上级有关文件精神。

3．深入一线了解突发事件工作的相关信息，总结报道好人好事，激励一线人员士气。

4．及时向突发事件护理工作小组反馈救治工作及护理人员的各项问题及意见。

# 第六章　护理人员职业防护

## 一、护理人员职业防护制度

（一）护理人员在进行护理操作或进行清洁、消毒工作时，应严格执行护理操作规范和护理工作制度，避免发生职业暴露。

（二）护理人员在日常工作中应采取最基本的防护措施，穿工作服和工作鞋，戴口罩、帽子，洗手。

（三）以下情况应戴手套，脱去手套后需认真洗手：

1. 接触患者血液、体液、分泌物、排泄物及其污染物品时。

2. 接触患者黏膜和非完整性皮肤时。

3. 清理传染性患者用过的物品及进行清洁消毒时。

（四）当患者血液、体液、分泌物、排泄物等可能发生喷溅时，应穿隔离衣、戴眼罩、面罩、穿鞋套等，防止污染。

（五）在护理传染性疾病的患者时，根据疾病的主要传播途径采取相应的隔离和防护措施，必要时采取双向防护。

（六）及时清理被污染的被服及各种污染物，防止造成二次污染及微生物传播。

（七）及时处理被污染的医疗用品和仪器设备，重复使用的医疗仪器设备应进行清洁消毒。

（八）正确处理医用垃圾，避免造成交叉感染。

（九）若发生职业暴露，应立即采取紧急处理措施，并及时上报，按照医院规定进行相应的身体检查和预防治疗。

# 附 护理人员职业防护分类及要求

一、基本防护

（一）防护对象：在医疗机构中从事护理活动的所有护理人员。

（二）着装要求：工作服、工作帽、医用口罩、工作鞋。

二、加强防护

（一）防护对象：接触患者体液或可疑污染物的护理人员、传染病流行期在发热门诊或传染病房工作的护理人员、转运疑似或临床诊断传染病的护理人员。

（二）着装要求：在基本防护的基础上，选用隔离衣、防护镜、手套、面罩、鞋套等。

三、严密防护

（一）防护对象：进行有创操作，如给 SARS、结核病等传染病患者进行气管插管、气管切开吸痰等操作配合的护理人员。

（二）着装要求：在加强防护的基础上应使用面罩。

# 二、医疗锐器伤的防护措施

（一）加强对临床护理人员教育，对医疗锐器刺伤的认识及重视，掌握预防医疗锐器刺伤的措施。

（二）正确处理医疗锐器，避免发生锐器伤

1. 及时将用过的针头与注射器分离；若针头带有血液或体液连同注射器一并弃入锐器盒内。

2. 针头、安瓿等锐器应放入固定的坚硬的锐器盒内，禁止将针头遗弃在不耐刺的容器中。

3. 禁止将针帽套回用过的针头。

# 三、发生医疗锐器伤的应急处理

（一）护理人员如不慎被乙肝病毒（HBV）、丙肝病毒（HCV）、人类免疫缺陷病毒（HIV）等传染性疾病污染的尖锐物体划伤刺破时，按照以下步骤立即进行处理：

1. 立即由近心端向远心端挤压伤口，切忌只挤压伤口局部，尽可能挤出损伤处的血液。

2. 立即用肥皂水和流动水清洗。

3. 污染眼部等黏膜时，应用大量生理盐水反复冲洗黏膜。

4. 用 0.5% 碘伏或 75% 酒精对伤口局部进行消毒，必要时去外科进行伤口处理。

（二）发生锐器伤后，上报院感办，填写锐器伤登记表。

（三）当暴露源为乙肝病毒（HBV）、丙肝病毒（HCV）或人类免疫缺陷病毒（HIV）时，参考以下建议进行访视：

1. 乙肝病毒（HBV）暴露后，于暴露后即刻、2 周、8 周、12 周、24 周检测谷氨酸氨基转移酶（ALT）、乙肝两对半。

2. 丙肝病毒（HCV）暴露后，于暴露后即刻、2 周、8 周、12 周、24 周检测丙肝病毒（HCV）抗体，丙肝病毒（HCV）阳性者需检测丙肝病毒（HCV）-RNA 证实。

3. 人类免疫缺陷病毒（HIV）暴露后，于暴露后即刻、2 周、8 周、12 周、24 周检测人类免疫缺陷病毒（HIV）抗体，如人类免疫缺陷病毒（HIV）、丙肝病毒（HCV）混合暴露者，延长访视至暴露后 12 个月。

（四）以上暴露也可根据感染科专家建议，制定个体访视计划和暴露后免疫防护方案。

# 四、艾滋病（AIDS）防护管理

1. 加强护理人员有关预防知识的学习，掌握有效的防护措施。

2. 进行可能接触患者血液、体液的护理和治疗工作时必须戴手套。接触被患者血液、体液污染的器具或物体表面时也必须戴手套。接触每一个患者后要更换手套。

3. 脱手套后必须立即洗手，按照六步法严格洗手。

4. 医务人员的手部皮肤存在破损时，应先采取措施保护破损伤口，再戴双层手套。

5. 在进行可能出现血液或体液飞溅的操作时要戴口罩、眼罩或面罩，避免口、鼻、眼黏膜接触污染的血液或体液。当可能有大面积飞溅时，还应穿具有防渗功能的隔离衣。

6. 建议使用真空采血。禁止对使用后的一次性针头复帽。

7. 使用后的空针、针头、输液器等物品应单独存放在密闭、不易刺破的容器内，外套黄色垃圾袋。

8. 处理污物时，严禁用手直接抓取污物，禁止用手接触使用过的针头等锐器。

9. 对于人类免疫缺陷病毒（HIV）血渍，需用1000mg/L含氯消毒液或0.5%过氧乙酸溶液将血渍全部覆盖，浸泡消毒30分钟，然后进行清洁处理，不能直接用抹布或拖把擦拭。

10. 对于人类免疫缺陷病毒（HIV）的化验标本应放在带盖试管内，再放在密闭容器内送化验室，防止标本在运送过程中溅洒。标本运送遵循有关生物安全管理规定。

11. 在运送阳性标本途中应携带消毒剂，以备意外。

12. 如果不慎被污染的针头刺破，应按照医疗锐器伤处理措施进行紧急处理。

13. 请感染科专家对伤口进行评估、处理及预防用药。

# 五、化疗防护工作规范

（一）总体要求

1. 护理人员到化疗科室工作要进行岗前教育，并定期接受防护知识培训，增强化疗科室护理人员的防护意识和防护知识。

2. 接触化疗药物及做相关处理时，必须做好个人防护，如穿防护服或使用一次性围裙，戴好口罩、帽子、眼罩、手套等，摘掉手套后应认真洗手。

（二）化疗药液配置及临床应用

1. 配化疗药需穿隔离衣、戴护目镜、双层手套（内层聚乙烯手套、外层乳胶手套）、口罩。

2. 掰安瓿时用纱布包裹防止药液外溅，溶粉剂时，溶酶沿安瓿壁缓慢注入瓶底，待药粉浸透后再搅动，注入药瓶中的负压不宜过高，以免拔针时药液外溅。

3. 使用较大注射器抽取药液，药液不宜超过注射器容量的3/4，防止药液外溢。

4. 操作时应确保空针及输液管接头处衔接紧密，以免药液外漏。

5. 不要将抽吸化疗药空针内的空气直接排到空气中。

6. 在配置化疗药、输入化疗药物时，如药液接触皮肤或溅到眼内应立即用大量清水冲洗，为患者更换输液时戴手套。

7. 化疗药物应专人、专柜保管。药瓶有损坏时应及时处理，防止污染环境。

（三）废弃物处理

1. 废弃化疗药安瓿、小瓶，用完后立即放入带盖密闭的桶内，并及时清理。

2. 安瓿中如有剩余药液，不可直接丢弃，应放入密闭容器后丢弃。

3. 配置化疗药后的垃圾应按有毒垃圾处理，装入黄色垃圾袋，盛垃圾袋容器要加盖并及时清理，防止化疗药物蒸发于空气中污染环境。

（四）环境保护

1. 加强病房通风换气次数。

2. 撒在桌面或地面的药液，及时用纱布吸附并用清水冲洗。工作台面、治疗车（盘）、等使用后及时用清水擦拭，防止残留药物挥发到空气中。

3. 加强宣教，患者的呕吐物、排泄物要置于带盖容器中，如有遗撒应及时清理，并用清水反复擦洗。

4. 处理化疗患者的尿液、粪便、呕吐物或分泌物时必须戴手套、口罩。

# 六、生物安全柜使用要求

1. 生物安全柜应放置在远离人员流动的地方，尽量减少气流干扰，生物安全柜的后、左右两边应留30cm空间，顶端留30～35cm空间。

2. 所有的配药操作必须在离工作台外沿20cm、内沿8～10cm，并离台面至少10～15cm区域内进行，操作人员手臂放入或取出时应缓慢并垂直于前端开口处，操作人员手臂不应频繁进出生物安全柜。

3. 配药时，前窗不可抬高过安全警戒线。

4. 生物安全柜的风机应24小时运转，不使用时应关闭前窗。

5. 在生物安全柜内配药时，应铺设一块一次性无菌治疗巾，以吸附外溢的药液。

6. 配药时应尽量减少药物气雾或残留物产生，配置人员应选择合适的无菌服、手套和防护镜，手套必须遮住袖口。

7. 生物安全柜使用后应随时用清水和酒精清洁，每天清洁台面和台面下的风道，每周大消毒一次，清洁和消毒时应将风机关闭。

8. 药液溢出到台面上，应先用棉球或纱布吸附药液，再用清水冲洗，用清洁剂清洗三遍，再用清水冲净，如溢出量大于150ml，应对整个安全柜内面进行清洗。

# 第七章　临床教学科研管理

## 一、临床护理教学工作制度

（一）护理部设专人负责管理临床护理教学工作。

（二）护理部负责制定临床护理教学的短期、中长期规划，有年、季度及月目标管理计划。

（三）加强护理学科建设和专科护士培养

1. 加强各级在职护士继续教育培训，监督和检查各科室在职护士继续教育工作具体落实情况。

2. 组织安排护理骨干参加院内、院外的各种培训以及专科护士培训。

3. 组织全院各级护理人员理论考试，每季度一次，有考试成绩记录。

4. 组织全院护理业务查房，每季度一次。

5. 鼓励在职护士参加多种形式的正规学历教育。

6. 重视在职护士完成继续教育学分工作，定期申报、举办国家级、北京市市级学习班。

7. 负责全院临床护理教学老师的选拔、培训和考核工作。

（四）负责组织、安排各级护理进修人员培训

1. 制定各级护理进修人员培训计划，并监督检查各项计划的落实。

2. 进行各级护理进修人员的安排和管理。

（五）负责各层次实习护生的安排与管理

1. 制定各层次实习护生培训计划，并监督检查各项计划的

落实。

2. 组织、安排、管理各层次实习护生临床实习。

（六）定期组织全院临床护理教学老师会议、院校沟通会等，加强临床教学基地建设，密切院校合作，共同促进临床护理教学工作。

# 二、临床护理教学小组工作职责

（一）临床护理教学小组组织结构

1. 教学领导小组：由护理部主管教学的副主任负责，护理学院副院长、护理部教学干事及护理部教学组成员等组成。

2. 科教学小组：由各科室总护士长负责，科室教学组和病房临床教学老师组成。

3. 临床教学小组：每个承担临床教学工作的病房设一名教学老师，主管教学工作。下设数名具有带教资格、承担教学任务的护士。

（二）教学领导小组职责

1. 负责制定全院在职护士的继续教育计划，并且监督和检查各科室计划的落实情况。

2. 依据学校实习大纲，负责制定各层次实习护生的临床实习计划。

3. 负责监督和检查临床实习计划的落实情况，组织实习护生实习阶段考核、出科考核、毕业考试，检查实习效果。

4. 实习中和实习结束前，全面考核、评价临床教学老师的带教工作。

5. 负责制定护理进修人员的进修计划，监督和检查各科室计划的落实情况。

6. 监督和协助科护理教学小组的工作。

7. 协助选拔临床教学老师。

8. 协助组织和安排临床教学老师的培训。

9. 定期检查临床教学工作并作出评价，定期向护理部及学校反馈临床带教工作。

10. 经常与病房及校方沟通，征求其意见及要求，及时解决临床教学中出现的问题。

11. 定期召开临床护理教学领导小组例会，总结临床教学经验，探索及研究临床护理教学的新方法和新思路。

（三）科教学小组职责

1. 在护理部的领导下，负责本科室护士继续教育、各层次实习护生的见习、实习以及护理进修人员的管理工作。

2. 落实护理部制定的各层次实习护生培训计划以及护理进修人员计划，监督和检查各病房计划的落实情况。

3. 制定本科室护士继续教育培训计划，监督和检查各病房计划的落实情况。

4. 指导、监督和检查本科室护士继续教育学分的记录与审核工作。

5. 向护理部汇报科护理教学工作情况，及时反馈相关信息。

（四）临床教学小组职责

1. 临床教学小组由临床教学老师和带教护士组成，重点负责科室临床护理教学、科研工作的管理和实施，并且协助护士长做好病房管理工作。

2. 落实护理部与本科室制定的各层次实习护生培训计划及护理进修人员计划，按照不同层次人员的教学计划要求，认真完成临床带教任务。

3. 组织、安排或参加具体的教学活动。

4. 关心学生的心理及专业发展，帮助学生尽早适应临床环境，及时反馈实习中的问题。

（五）临床教学老师职责

1. 针对不同层次实习护生、护理进修人员，负责安排有带教资格的护士带教，并检查教学计划的实施，及时给予评价和反馈。

2. 负责病房带教护士的培训，与护士长一起定期对带教护士进行评价考核。

3. 负责制定和实施本病房在职护士继续教育工作计划，认真记录、审核各类继续教育学分情况，配合护理部，完成每年的学分审核工作。

# 三、护理教育经费管理制度

（一）护理教育经费主要来源

1. 各类实习护生的实习费。

2. 护理进修人员进修费提成。

（二）护理教育经费管理规定

1. 实习费及进修费费用直接纳入医院大财务。

2. 护理部建有教育经费账户。

3. 账户支票由护理部主任统一管理。

（三）护理教育经费使用范围

1. 支付护理人员外出学习、会议开支。

2. 支付护理人员在职培训老师讲课费等支出。

3. 其他支出：如教学老师奖励、购买教学用具、进修护士奖励等。

# 四、临床护理教学老师培训制度

1. 护理部组织临床护理教学老师进行相关培训。

2. 护理部、科室安排具有带教资格护士进行教学相关学习和讲座，以提高整体带教水平。

3. 护理部组织护理带教人员的经验交流会及教学演示会。

4. 护理部组织举办临床护理教学老师授课比赛。

# 五、临床护理教学老师任职条件

1. 具有良好的护理专业态度和行为，举止文雅，对工作有高度的责任心，对患者及学生充满爱心。

2. 热心教学工作，能严格管理和爱护学生。

3. 具有大专以上学历、护师以上职称的护理骨干。

4. 具有丰富的临床工作经验和娴熟的专业技能，熟练掌握本专科的医学护理基础知识及专科知识技能。

5. 工作年限要求：具有大专学历护理人员需工作5年以上，具有本科学历护理人员需工作3年以上。

6. 能胜任本科、专科实习护生的临床护理授课任务。

7. 在临床工作及教学工作中有所创新，善于学习和总结，积极探索。

# 六、优秀临床护理教学老师评选条件

1. 具有良好的专业态度和行为，有高度的责任心，对患者充满爱心。

2. 专科理论知识扎实，操作正规。

3. 热爱临床护理教学工作，临床教学经验丰富，能完成不同层次实习护生的授课，能出色完成年度教学任务。

4. 关心爱护实习护生、护理进修人员，认真带教，在各层次人员带教反馈评价中获得好评。

5. 认真组织、完成在职护士教育，学分管理符合要求。

6. 各种教学记录、考核本书写正规、完整。

7. 按时参加教学会议，在教学工作中善于总结，积极探索，对教学工作有所改进或提出建设性意见。

8. 积极支持护士长的管理工作，具有一定的管理能力。

9. 具有较强的交流沟通能力，有良好的人际关系。

10. 积极组织或参与临床科研工作，并且年度有个人护理文章发表。

# 七、临床带教护士条件

（一）热爱护理工作，具有良好的护理专业态度和行为。

（二）热爱教学工作，能够为人师表，对实习护生负责。

（三）具有一定临床经验及专科理论知识和技能，护理操作正规。

（四）能指导实习护生应用护理程序为患者提供整体护理。

（五）不同条件的护士负责带教不同层次的实习护生

1. 专科实习护生由护师以上职称的护士带教。

2. 本科实习护生由主管护师或具有大专及以上学历护师带教。

# 八、继续教育工作制度

（一）在北京市和东城区卫生局护士继续教育委员会领导下，负责医院各层次护士继续教育培训的组织管理工作。

（二）落实北京市及东城区卫生局护理专业继续教育规划及各项方针政策。

（三）制定本院各层次护士继续教育培训计划的实施细则。

（四）护士继续教育学分要求

1. 护士每年都应参加继续教育活动，年度学分数不得低于25学分，学时数不得低于75学时。

2. 护师及以上职称的护理人员每年需获得Ⅰ类学分（国家级、市级项目）不低于10分；获得Ⅱ类学分（区县级项目、院内自管项目、自学及其他活动）不低于15分；Ⅰ类、Ⅱ类学分不能互相替代。

3. 主管护师及以上人员，5年内必须获得国家级护理学继续教育项目5~10学分。

4. 具体学分授予方法详见北京市卫生局《北京市继续医学教育实施细则》文件。

（五）组织申报区级、市级及国家级护士继续教育项目。

（六）对科室的护士教学管理小组工作进行指导监督，保证培训计划的落实。

（七）按计划每年向科室提供各种学习信息，做好学分登记、审核工作。

（八）定期召开继续教育小组会，通报信息，讨论工作。

（九）向上级领导汇报护士继续教育工作信息，确保护士继续教育工作质量。

# 九、在职护士继续教育管理规定

（一）在职护士继续教育内容

1. 复习巩固护理基本理论、基本知识、基本技能。

2. 学习专科医学和护理学的新技术、新业务、新理论、新方法等。

3. 学习护理专业理论及临床教学、护理管理、护理科研等综合内容。

4. 学习专业英语及公共英语。

（二）在职护士继续教育途径

1. 病房有计划地组织讲课、查房和考核。

2. 科内组织的讲座和查房等。

3. 院内外各种专业或相关专业的讲座、会议交流、学习班、研讨班等。

（三）在职护士不同层次继续教育计划

[试用期护士在职继续教育计划]

1. 目标：具有良好的护士形象和行为，能独立完成临床护理中小组护士的工作。

2. 内容

（1）专业思想、护士素质教育。

（2）基础理论、基本操作、基本技能。

（3）临床护理工作程序及各班次小组护士工作内容。

（4）专科护理理论和技能。

（5）健康教育及整体护理理论和方法。

3. 办法

（1）护理部组织新护士入院教育和护士行为规范训练，组织完成一年期的新护士培训课程。

（2）护士长结合每一位护士的情况，制定新护士一年的具体培养计划。

（3）临床工作以小组护士工作为主，适当安排药疗、治疗工作，熟练掌握基础护理的知识和技能。

（4）定期参加病房内、科内、护理部组织的业务学习。

（5）试用期年度内需完成四份护理病历。

（6）护士长每季度考核和抽查护士素质、护理知识和技能，填写《新护士转正考核表》上交护理部。

（7）试用期内需完成护士执业考试，并且成绩合格者才有资格参加转正评定。

（8）试用期结束时，经转正理论考核、操作考核以及考勤考核成绩合格者，由所在科室考核并签署意见，经护理部批准后方可转正。

**［护士阶段的在职继续教育计划］**

目标：能按要求独立完成科室各项护理工作，特别是专科护理的知识，逐渐达到护师水平。

1. 工作 2～3 年护士在职继续教育内容

（1）学习在熟练掌握基础知识和技能的基础上，进一步学习和熟练专科护理知识和技能（包括专科疾病知识、疾病护理要点、专科仪器使用、用药注意事项及常见不良反应等）。学习整体护理有关的理论和方法。

（2）专业英语包括常用医学术语、日常会话、专科常用药物的英文名称等。

（3）学习健康教育的原则和方法，充实教育内容，提高教育能力。

2. 工作 2～3 年护士在职继续教育办法

（1）以临床小组工作为主，适当参与药疗、治疗工作，熟练掌握各岗位工作程序和工作职责。

（2）积极参加病房内、科内、院内的业务学习，每年继续教育学分达标。侧重专科疾病的护理知识和技能，适当参与病房内小讲课和患者健康教育工作。

（3）护士长定期考核，侧重专科护理知识和技能，考核结果与职称晋升挂钩。

（4）由总护士长安排进行科室内轮转。

（5）积极参加护理专业学历教育，提高自身学历。

3．工作4～6年护士在职继续教育内容

（1）学习专科疾病护理知识和技能。

（2）学习和熟练抢救技术及相关知识。

（3）学习专业外语。

（4）学习病房临床教学工作和护理科研设计。

4．工作4～6年护士在职继续教育办法

（1）小组护理工作以危重患者护理为主，适当参与药疗、治疗和病房主管工作。

（2）参加病房内、科内、院内业务学习，每年继续教育学分达标。侧重专科护理及抢救知识和技能，并参与病房授课和患者健康教育的组织和管理工作。

（3）参与病房护生和低年资护士的带教。以自身良好的专业形象和正确的护理行为影响其他护士，并由病房教学老师对其作出评价。

（4）由总护士长安排进行科室内轮转。

（5）参与病房护理科研工作。

（6）积极参加护理专业学历教育，提高自身学历。

[护师在职继续教育计划]

1．护师在职继续教育目标：承担专科危重患者的护理，能为患者提供整体护理。积极参与并组织病房内的抢救，成为病房的业务骨干并有意识的提高教育、管理、科研能力，逐步达到主管护师的水平。

2．护师在职继续教育内容

（1）危重患者护理。

（2）抢救知识和技能及抢救的组织能力。

（3）教学、管理、科研的综合训练。

3. 护师在职继续教育办法

（1）小组护士工作中以危重患者护理为主，并承担护理小组长的工作。适当承担药疗、治疗、主管护士的工作。

（2）参加病房内、科内、院内外的业务学习，护师继续教育学分达标。侧重学习专科、教学、管理及科研方面的内容。

（3）参与病房或科内护理科研设计及论文写作。

（4）参与病房带教工作。

（5）由总护士长安排进行科室内轮转。

（6）参加护理专业的高等教育学习，获得大专、本科及以上学历。

[主管护师在职继续教育计划]

1. 主管护师在职继续教育目标

（1）具有专科护理、护理教学及管理的专项特长，承担病房或学校的教学工作。

（2）能够及时总结工作经验，开展护理科研，逐步达到副主任护师的水平。

2. 主管护师在职继续教育内容

（1）侧重护理管理、护理教学和科研工作。

（2）专科护理方面的培训。

3. 主管护师在职继续教育办法

（1）承担护理小组长工作，侧重专科护理、危重患者护理、疑难重症患者护理等。

（2）参加病房、科内、院内外各种形式的业务学习，完成继续教育学分。

（3）承担病房、学校等各种教学工作，并主持病室内患者健康教育工作。

（4）主持病房内的护理科研工作。

（5）每年有至少 1 篇文章或科研报告投稿到正式护理期刊。

[**副主任护师及主任护师在职继续教育计划**]

1. 副主任护师及主任护师在职继续教育目标

（1）具有专科护理、护理教学及管理的专项特长，承担护理管理和教学工作。

（2）能够总结工作经验，参与或主持护理科研工作。

2. 副主任护师及主任护师在职继续教育内容

（1）侧重护理管理、护理教学和科研工作。

（2）专科护理方面的培训。

3. 副主任护师及主任护师在职继续教育办法

（1）参与或承担病房护理管理、护理教学工作。

（2）承担护理小组长工作，主要负责专科护理、危重患者护理、疑难重症患者护理等。

（3）参加病房、科内、院内外各种形式的业务学习，完成继续教育学分。

（4）参与或主持病房内的护理科研工作。

（5）每年有至少 1 篇文章或科研报告投稿到正式护理期刊。

## 十、科室护士继续教育管理小组工作制度

1. 在护理部的领导下，负责本科室护士继续教育的组织管理工作。

2. 落实护理部制定的各层次护士培训计划。

3. 负责科室护士培训计划的制订与申报。

4. 负责科室护士继续教育项目的实施、考核及学分管理。

5. 负责指导病房护士继续教育负责人的组织管理工作并监督检查，保证教育计划的实施。

6. 定期参加护理部召开的会议，通报信息，研究讨论工作。

7. 负责向上级领导汇报护士继续教育工作，及时反馈护士继续教育的信息。

# 十一、护理查房制度

（一）护理查房是在病例报告的基础上，针对患者病历特点，进行有目的的分析与讨论，使护理人员在业务上有所收获。

（二）护理查房要有组织、有计划、有重点、有专业性，通过护理查房对患者提出护理问题，制定护理措施，并针对问题及措施进行讨论，以提高护理质量。

（三）护理查房要围绕新技术、新业务的开展，注重经验教训的总结，突出与护理密切相关的问题。通过护理查房能够促进临床护理技能及护理理论水平的提高，同时能够解决临床实际的护理问题。

（四）护理查房可以采用多种形式，如个案护理、危重疑难病例的护理总结。

（五）护理部每季度组织一次护理查房，病房每月组织一次护理查房。

（六）查房前要进行充分准备，并提前通知参加人员护理查房的内容。

（七）护理查房主持人要选择有临床经验、具有一定的专业理论水平的护师及以上人员，护士长及教学老师对整个查房过程要给予质量监控，对查房中出现的问题能及时予以纠正。

（八）查房程序

1. 护理查房前由护士长或教学老师及查房主持人选择合适的病例。

2. 根据病例学习、总结相关的知识，选择护理人员查阅有关资料，进行准备报告。

3. 提前通知参加人员护理查房内容，将有关资料发给参加者。

　　4.护理查房顺序为病例介绍、讲解相关疾病的治疗、护理要点、护理措施及措施依据、讨论，最后由护士长或教学老师进行总结性发言。在这个过程中，主持人应为参加者提供参与的机会及时间，使讨论积极热烈。

　　5.查房后列出重点学习内容，以备考核。

# 十二、心肺复苏术（CPR）培训制度

（一）培训目标

1. 熟练掌握 CPR 急救技术。

2. 了解急救及复苏常用药物的使用方法、适应证及不良反应。

3. 熟悉急救患者的护理。

（二）培训方法

1. 新毕业护士培训中设置 CPR 技术及知识的学习。

2. 在职护士每年进行一次 CPR 培训及考核，不合格者要进行自学，并重新考核。

（三）考核方法

1. 护理部质控组制定考核标准。

2. 安排全院所有护士考核时间。

3. 考核内容包括实际操作及相关知识。

# 十三、新护士转正考核制度

（一）新毕业护士需参加护理部组织的为期一年的新护士培训，培训期间记录考勤，培训结束后进行考核。

（二）新护士办理报到手续后，按规定时间和地点接受入院教育，具体要求如下：

1. 入院教育由护理部统一安排，时间一般为 2～3 天，主要以讲座形式进行。

2. 新护士必须参加入院教育的全部课程，护理部记录考勤。

3. 入院教育内容包括：北京协和医院护理发展史及概况；护理安全与差错、投诉的防范；护士素质要求；临床护理工作常规及制度；突发事件的处理程序；消毒隔离及院内感染控制；护理职业暴露与防护；抢救配合及复苏与急救等。

4. 护理部对新护士进行入院前相关考核。

（三）科室护士长或教学老师每季度对新护士进行理论及基础操作考核各一次。

（四）新护士每季度需完成一份护理个案。

（五）护士长根据业务考核和综合素质表现，分四个季度填写《新护士转正考核表》，上交护理部作为转正的参考。

（六）新护士转正考核内容

1. 培训出勤情况：所有课程的出勤率需达到 80%。

2. 理论考试

（1）理论考试内容包括：基础护理知识、消毒隔离知识、急救知识、常见药物的作用及其副反应、护理安全五个方面。

（2）参考书籍包括：《北京协和医院护理常规》、《医院临床护理质量安全评审指南》、《护士必读》等。

3. 技术操作考核

（1）操作考核要求：新护士每季度要进行操作考核，考核由新护士自己向所在科室的护士长或教学老师主动提出，成绩要记录在"北京协和医院新护士转正考核表"上。

（2）操作考核内容包括：各种铺床法/无菌技术/静脉输液/各种注射法/口服给药/T、P、R、BP 监测/鼻饲法/口腔护理/雾化吸入/晨晚间护理/灌肠法/鼻导管吸氧/导尿/穿脱隔离衣/冷热应用/酒精浴及温水浴/床上擦浴/表格书写。

4. 科室其他考核内容

（1）病情掌握：指对主管患者"六知道"的掌握情况。

（2）急救配合：明确抢救物品、药品的放置及保管。遇到紧急情况沉着冷静，反应迅速，准确配合医生抢救。

（3）健康宣教：进行一次健康宣教的考核，考核可选择一个患者进行。

（4）差错事故：发生差错后及时上报护士长，如实填写护理差错事故报告表。按照护理质控要求扣分。

（5）劳动纪律：遵守劳动纪律，无违纪行为。

（6）工作态度：严格执行护理工作制度，对交给的工作认真完成。

（7）工作主动性：主动对患者施行心理护理，主动帮助行动不便的患者，主动协助他人工作，主动参与危重患者抢救。

（8）交流沟通能力：在科室中与其他工作人员之间沟通与协作情况。

（9）全国护士执业考试成绩，通过考试者予以转正。

# 附 北京协和医院新护士转正考核表

出勤情况: 迟到＿＿＿＿次 早退＿＿＿＿次

事假＿＿＿＿天 病假＿＿＿＿天

| | 护 理 业 务 | | | | | | |
|---|---|---|---|---|---|---|---|
| | 基护操作（平均分）30 | 基础理论（平均分）20 | 病情掌握10 | 配合急救10 | 健康宣教10 | 差错事故5 | 护理病历15 |
| 得分 | | | | | | | |
| 合计(100×70%) | | | | | | | |

| | 护 士 素 质 | | | | | | |
|---|---|---|---|---|---|---|---|
| | 着装、行为规范10 | 服务态度15 | 工作态度15 | 独立工作能力20 | 工作的主动性20 | 交流沟通能力10 | 关心病房10 |
| 得分 | | | | | | | |
| 合计(100×30%) | | | | | | | |
| 总成绩 | | | | | | | |
| 科室鉴定 | | | | | | | |

考核人签字：＿＿＿＿＿＿＿＿

护士长签字：＿＿＿＿＿＿＿＿

# 附 护理个案

一、一般资料

科别：_____ 病室：_____ 床号：_____ 病案号：_____

姓名：_____ 性别：_____ 年龄：_____ 职业：_____

民族：___ 籍贯：_____ 婚姻状况：___ 文化程度：___

信仰：_____ 入院日期：_____ 入院方式：_____

主管医生：_____ 医疗诊断：_____

二、患者的健康状况

1. 入院原因及经过：

2. 现在身体状况（主诉及自理程度）：

3. 既往身体状况（女性包括月经、孕、产史）：

既往史：

家族史：

过敏史：

4. 身体评估（以与医疗护理诊断有关的阳性表现为主）

饮食：

休息、睡眠：

排泄：

身体评估（与医疗护理诊断有关的体征）：

5. 辅助检查（注明日期）：支持医疗护理诊断的关键性检查

6. 心理社会状况：精神状况、对疾病的认识和理解：

三、主要治疗（包括治疗原则、主要的用药及其剂量和用法）

四、护理记录（重要情况和病情变化）

五、护理诊断及诊断依据

六、护理措施

七、护理体会

# 附　病例讨论

一、医疗诊断

  1. 定义

  2. 病理生理

  3. 流行病学

二、发病原因

三、临床表现（简要说明原因）

四、常用辅助检查

五、处理措施（简要理由）

六、用药（包括用药的依据、主要药理作用及副作用）

# 十四、临床实习护生管理制度

1. 临床实习护生由学院（校）和医院共同管理，以实习医院管理为主。实习医院根据实习大纲，由护理部与各科室分别指定专人负责主持实习护生的实习安排、组织带教、考核、出科鉴定工作。护理部与科室监督检查实习计划落实情况。

2. 护理部设专人负责教学，定期召开教学会议，检查各病房教学情况，及时解决实习中存在的问题。

3. 各病房带教老师负责制定实习计划，具体管理临床护理实习护生。护士长必须重视临床教学工作，指导带教老师及全体护理人员共同实施临床实习计划。

4. 临床实习护生实习结束时，由护理部发放调查问卷，了解实习护生对临床带教工作的评价、反馈、意见和建议。

5. 各病房带教老师以身作则，对临床实习护生严格要求，认真做好出科考核和实习鉴定工作。

# 十五、护理本科及专科生临床实习目标

**[护理本科生临床实习目标]**

（一）总目标

学生生产实习结束时应达到：

1. 运用护理程序为内科、外科、妇产科、儿科、监护室、急诊科等患者提供安全、有效的整体护理，满足患者的需要。

2. 在临床教学老师的指导下，运用沟通交流技巧，为患者实施健康教育。

3. 能够承担护理专题讲座。

4. 在护士长、临床教学老师指导下，参与病房的护理管理、护理教学工作。

5. 掌握护理科研方法，运用医学统计、护理研究等学科的知识，完成毕业论文的写作。

（二）具体目标

1. 临床工作能力

（1）独立完成实习大纲中各项基础护理操作及专科护理操作。

（2）运用护理程序为患者提供整体护理，包括在临床教学老师的指导下，为患者进行身体评估、独立收集病史资料、完成1~2份护理病历、为患者实施护理计划等。

2. 护理教学与组织管理能力

（1）在临床教学老师的指导下，为患者组织一次集体健康教育或患者座谈会。

（2）独立对自己分管的1~2名患者实施专科健康教育。

（3）在所实习科室准备并组织1次护理专题讲座。

（4）应用所学护理管理学理论与原则，在临床教学老师或护士长的指导下，参与所实习科室的日常管理。

3. 护理科研能力

（1）培养科研意识，提高观察问题、分析问题的能力。树立严谨、求实的科研态度，掌握护理科研的方法。

（2）在学校老师及临床教学老师的指导下进行护理科研训练，完成毕业论文的写作。

[护理专科生临床实习目标]

（一）总目标

学生生产实习结束时应达到：

1. 运用护理程序为内科、外科、妇产科、儿科、监护室、急诊科等患者提供安全、有效的整体护理，满足患者的需要。

2. 在临床教学老师指导下，运用沟通交流技巧，为患者实施健康教育。

3. 了解病房护士长的工作职责，熟悉病房日常管理工作程序。

（二）具体目标

1. 临床工作能力

（1）独立完成实习大纲中各项基础护理操作及专科护理操作。

（2）运用护理程序为患者提供整体护理，包括在临床教学老师的指导下，为患者进行身体评估、独立收集病史资料、完成1~2份护理病历、为患者实施护理计划等。

2. 护理教学与组织管理能力

（1）独立对自己分管的1~2名患者实施专科健康教育。

（2）在临床教学老师指导下，组织一次护理病历讨论。

3. 护理科研能力：熟悉护理科研方法，毕业实习结束时完成1份文献综述或护理科研开题报告。

# 十六、护理高教自学考试学生
# 临床实习管理办法

（一）自考实习生临床实习目标

1. 通过实习，考生能够把所学的理论知识运用到临床工作当中，提高理论联系实际、独立分析问题、解决问题的能力。

2. 熟悉和掌握与护理专业相关的新知识、新技术。

3. 运用护理程序对患者进行评估和护理，完成护理计划。

（二）自考实习生临床实习管理规定

1. 资格审核：自考实习生需已经具备护士执业资格，报到时出具本人护士执业资格证书、准考证、身份证等有效证件原件以供查验。护理部保留实习学生护士执业证书复印件存档。

2. 自考实习生应遵守我院的各项规章制度，文明礼貌，谦虚谨慎，勤学好问。

3. 积极参与病房实习，在护理实践中提高应用护理程序的能力。

4. 自考实习生举止端庄大方，衣帽整洁，佩戴名牌。长发要用发网，头发不能过肩。上班不化妆，不带首饰，不留长指甲，不大声喧哗。

5. 不迟到早退，上班不办私事。事假向病房护士长提前请假，经批准方有效。病假要有我院门急诊的证明，外院急诊病假只能请一天。不能电话请假。按自考办规定，事假累计三天、病假累计六天者不得参加毕业考试。

6. 严格三查八对制度，杜绝差错事故。发生问题要及时向病房教学老师或护士长汇报。

7. 有爱伤观念，严禁只顾自己学习、不考虑患者疾苦的行为。

8. 建立正常的护患关系，严禁任何侵占患者利益的行为，如收受患者馈赠及以患者名义为自己开药等。

（三）实习时间及地点

全脱产三个月。在我院内科、外科、妇产科、五官科及儿科等相关科室实习。

（四）实习具体安排

1. 自考实习生初到我院，要进行实习前的基础护理操作考核，如无菌技术、静脉输液、晨间护理等。考核通过准予实习。

2. 报到时由护理部组织入院教育内容包括：医院情况介绍、实习安排介绍、规章制度等。

3. 第二周至第十二周，自考实习生在各自报考的专业病房中实习。

（1）实习第4~8周，由护理部统一安排自考培训，主要包括：问诊的技巧、护理查体、自考护理病历书写、自考沟通交流实践、护理程序等。

（2）考生应在完成日常工作的基础上抓紧时间练习问诊、查体以及如何书写护理病历。应该能将整体的思想贯穿于临床护理工作中，上班时间尽量从患者身上和临床资料中学习，不利用工作时间看书。

（3）每个考生根据患者情况分管3~8张病床，不进小组，为患者实施全面的护理。实习期间至少完成2份护理病历。

（4）考生应参加分管患者的医生床旁查房。

（5）掌握所报考专科的常见疾病、主要检查技术和护理。

（6）与病房教学老师密切配合，完成讲课计划、病历修改，每两周组织一次护理病历讨论。

（7）各科可酌情在第十周左右安排一次模拟考试，以帮助大家熟悉考试形式，增强心理素质。

（8）各病房也可安排自考生为本院护士讲课，内容为介绍自己医院的管理制度和专科知识。

（9）第十三周进行总结，由护理部组织安排查体考核。

4．考核办法

（1）实习前的操作考核不计入实习总评。

（2）考生实习中完成的工作要有记录，实习结束时交给教学老师。

（3）教学老师对考生平时的实习表现给出分数，交自考办2份护理病历。

（4）最后的查体考试时间为20分钟，70分以上者可参加毕业考试。

5．组织领导

（1）我院的自考生实习由护理部直接领导，各科总护士长、护士长具体负责实习安排。病房教学老师指导学生日常的学习和答疑。

（2）各期自考生选组长负责与院方联系，随时交流信息。

# 十七、外校实习护生终止实习规定

外校实习护生在我院实习期间接受我院护理部统一管理，严格遵守我院和学校的各项规章制度，坚持严谨求实的科学态度和作风，遵守劳动纪律，杜绝差错事故。发生以下情况，将给予终止实习处理。

1. 严重违反劳动纪律和请假制度。

2. 发生严重护理差错事故和护理纠纷者。

3. 因为身体疾病或者心理、精神疾患，无法完成实习，由医院开具证明，经与学校协商，视具体情况考虑是否终止实习。

4. 因为特殊情况需要提前终止实习者，必须由学校出具书面证明，说明情况，我院同意后给予办理离院手续。

# 十八、护理进修人员管理制度

（一）护理进修人员管理规定

1. 护理部每年分春秋两期招收护理进修人员，一般情况下逾期不予补办手续。如有特殊情况临时接收护理进修人员，需由本人提出申请，护理部审核并征求接收科室意见后，考虑录用。

2. 护理进修人员来院报到后，由护理部统一安排入院教育，内容包括我院护理概况和发展、护理安全与差错防范、护理规章制度与病房管理、护理进修人员素质要求、危重患者抢救、复苏与急救等。

3. 由接收科室按计划对护理进修人员具体进行业务培训、考核及考勤工作。

4. 护理进修生管理由病房护士长具体负责。

（二）护理进修人员要求

1. 按本院要求着装，仪表端庄，整洁大方。佩戴医院统一制作和符合要求的胸牌。上班不化浓妆，不佩戴首饰。

2. 注重加强自身素质培养，讲文明礼貌，尊重患者，团结同事，接受所在科室护士长的领导，服从教学老师的安排。

3. 以主人翁的态度认真参加科室的临床工作。在工作中努力学习，积极参加护理部及各科组织的教学活动，如讲课、病例讨论、护理查房、考试鉴定等，不断提高自己的理论及技术操作水平。

4. 严格遵守劳动纪律，进修期间一律不安排探亲假、事假，除急诊外，病假需有我院诊断证明。

5. 遵守医院及所在科室的工作制度和各项护理操作常规、岗位职责等。

6. 护理进修人员来院后凡不遵守以上要求，经批评教育仍不改者，由科室提出意见，护理部核实批准可终止进修，退回原单位。

7. 进修结束后，由护理进修人员本人填写《进修总结表》，所在科室签署意见并进行专业技术考核。考核合格者发进修结业证书。

8 护理进修人员总结表由护理部盖章后寄回进修生原单位。

（三）护理进修人员业务学习安排

1. 各科室根据护理进修人员的情况、进修意向、综合素质等制定培训计划并认真落实。

2. 第一个月：熟悉本院工作环境、制度、岗位职责及操作规程等。

3. 第二至五个月：熟悉基础及各专科护理及操作技术，参加夜班工作。

4. 第六个月：重点进行考核、总结、鉴定工作，并完成进修生结业式。

（四）护理进修人员结业证书发放规定

护理进修人员进修结束后，经考试、科室综合考核合格者颁发结业证书。属下列情况者将不颁发证书：

1. 因责任心不强出现重大差错或医疗事故者。

2. 服务态度差，造成恶劣影响和投诉者。

3. 劳动纪律松懈，无故旷工以及道德品质不好者。

4. 进修期间有特殊情况请假但逾期不归超过三天者或进修半年病假超过两周者。

5. 业务水平差，进修期满不能完成学习要求和不能胜任现职工作者。

# 十九、护理进修人员招生要求及申请办法

（一）护理进修人员招生时间

每年按计划招收两期护理进修人员，来院时间分别为每年2月份和8月份。每期培训时间为半年。

（二）招生范围

面向全国各省、市、地区级医院或师级以上部队医院（300张床位以上）。每期招收名额为100~120人。

（三）办理护理进修条件

1. 具有正规中等专业护士学校或专科、本科的毕业文凭。

2. 具有护士执业资格，并且护士执业资格证书当年注册有效。

3. 具有三年以上临床护理工作经验，有较丰富的专科护理经验。

4. 身体健康，能胜任临床护理工作。

5. 具有良好的专业素质和道德品质，爱岗敬业，遵纪守法，是本单位的业务骨干。

（四）护理进修人员申请办法

1. 申请人需先填写《北京协和医院护士进修学习申请表》，也可从我院网站下载并填写；内容包括：个人一般资料、工作简历、职务、职称、具体进修科室和意向要求、联系方式、通信地址等，由所在单位领导和相关部门签字同意并加盖公章后邮寄至北京协和医院护理部。申请人也可使用所在医院的申请表，但需填写完整上述内容。

2. 护理部根据护理进修申请人情况、进修意向及要求进修科室的实际情况安排进修。

3. 护理部同意申请人进修申请后，会向医院发放《护士进

修通知单》，告知报到相关事宜。

4．护理进修人员接到我院《护士进修通知单》后，如因特殊情况不能按时报到者，需提前通知护理部。逾期未说明原因没有前来报到者，我院将取消该申请人的进修资格。如无特殊情况提前说明，我院将按照《护士进修通知单》安排进修。

5．护理进修人员报到时持《护士进修通知单》如期办理相关手续。

6．由于我院条件有限，不能安排住宿，护理进修生进修期间的食宿自理。

# 二十、护理进修人员执业资格审核管理办法

1. 护理进修人员必须具有护士执业资格，工作三年以上。

2. 拟来进修人员需提前递交《进修申请表》，《进修申请表》中须注明是否具有有效护士执业资格，并加盖单位公章。可附上护士执业资格证书的复印件。

3. 护理进修人员报到时必须出示本人有效护士执业资格证书原件和复印件，出具单位介绍信或有效身份证明。护理部保留护理进修人员护士执业资格证书复印件存档。

# 二十一、护理科研的组织管理

（一）组织结构

1. 护理部科研小组：在护理部主任的领导下，由主管科研的副主任担任组长，选派各科室具有科研能力的护理骨干组成护理部科研小组，对医院的护理研究进行统一规划、统一管理；并聘请护理学院的教师作为指导老师，定期讲课，对正在进行的护理科研进行指导和检查。

2. 科室护理科研小组：各科室挑选在临床工作中具有科研能力的护理本科生、专科生及有丰富临床护理经验的主管护师以上的业务骨干组成各科室护理科研小组，在护理部的统一领导下，带动各病房共同开展护理科研工作。

3. 病房护理科研小组：由各病房护士长、教学老师挑选具有科研能力的护士组成，开展病房护理科研工作。

（二）护理科研小组的工作内容

1. 协助护理部组织年度护理论文报告会、护理科研开题报告会。

2. 协助护理人员选择科研题目。

3. 协助制定护理科研管理目标及计划。

4. 审查科研设计。

5. 协助管理护理科研档案。

6. 协助申请护理科研经费，包括申请院级或更高层次的科研课题经费。

7. 监督科研经费的使用。

8. 督促科研计划的完成、鉴定科研成果、评定学术论文质量。

9. 组织学术交流及向护理刊物推荐稿件。

10. 根据医院的具体情况制定适宜的年度工作目标。例如，每年都要在上一年的基础上使论文发表的数量及质量有所增加和提高。

# 二十二、护理科研小组工作制度

1. 协助护理部完成和促进全院护理科研工作。

2. 负责监督、指导和管理各科室护理科研项目。

3. 定期组织活动，活动内容包括：汇报各科室护理科研工作开展情况、讨论新的护理研究课题，同时大家相互沟通最新信息，参加科研训练、讲座等。

4. 定期聘请护理学院的指导老师对所进行的科研课题及完成的论文进行讲评。

5. 对已立项的科研课题进行中期评审，督促科研计划的按期完成。

# 二十三、护理科研人才的培养办法

1. 举办护理科研讲座

护理部组织举办护理科研讲座，请护理科研的专家、护理杂志的编辑进行专题讲课和交流，以丰富护理人员的科研知识，重点培养科研带头人。

2. 加强专科学习

专科知识及理论的掌握是进行护理科研的基础，只有牢固的掌握专科知识，才能进行护理科研工作。因此，护理部加强专科知识的学习，并每季度对护理人员进行专科知识的考核。

3. 鼓励护理科研骨干参加相关培训，如统计学、文献检索的方法等。

4. 护理人员之间的交流

定期组织护理人员，特别是热衷护理科研工作的护士进行交流，总结经验，不断提高科研意识及论文书写能力。

5. 参加科研成果交流会

每年护理部组织一次护理论文报告会，评选院内优秀论文，给予一定的奖励。对年内在护理杂志上发表和参加全国学术交流的论文给予表彰和奖励，以鼓励大家积极书写论文和进行护理研究。

# 二十四、护理科研经费的管理办法

为了加强护理科研经费的管理，健全管理制度，同时使课题负责人明确其一定的经费支配自主权，护理部特参照我院科研处的有关规定修订护理科研经费管理办法如下。

（一）护理科研经费的管理宗旨

1. 使护理部和课题负责人都能够对科研经费的使用做到心中有数。

2. 明确课题负责人对于科研经费的支配和使用权限。

3. 专项专用，账目清晰，便于科研财务部门的检查和审计。

4. 培养科研人员科学化、规范化的科研管理素质。

（二）护理科研经费的管理原则及具体办法

1. 实施科研经费预算制度，科研支出按预算计划执行。

2. 具体办法

（1）所有新课题需做出清晰的科研经费预算方案。

（2）在各分类项目预算范围内，研究者填好报销单后送护理部审批，取得科研支票（红支票）后到财务处报销。

（三）科研经费及时清理制度

1. 每项课题结束后及时结题，结题后该项目应被及时消除，剩余款保留在护理部"科研经费"账目中。

2. 一般不允许超支。若有超支，应用"其他"账户中的资金补充。

（四）审计制度

护理部主任和院护理科研小组成员每半年对科研经费的使用情况进行审计。

# 二十五、护理科研档案管理

（一）从课题确定开始就要建立科研档案，随着科研的进展，应把研究过程的全部资料如文字材料、图表、计算材料、照片、录像或录音等都收集归档。所有资料都应是真实的记录，并具有永远或一定时期的保存价值。

（二）建立一份完整的课题档案，可按不同内容分类管理。例如：建立仪器设备档案、科技人才档案、科研经费档案、科研成果档案、科研信息档案等。

（三）对科研档案进行的分析可获得科研信息，并作为制订下一步研究计划和确定新课题的依据。

# 附 护理科研开题报告格式

一、开题报告封面（包括项目名称、申请者姓名、单位、联络方式、申请日期）

二、目录

三、正文部分

（一）前言

1. 研究背景及问题的提出

2. 研究目的

3. 研究意义

4. 主要变量的操作性定义

（二）文献综述：介绍与本研究相关的国内外文献报道，目前的研究进展，包括主要的观点、研究方法和结果（正反两方面）等。

（三）研究方法

1. 研究设计的类别或研究的性质。

2. 研究对象的筛选，包括入选标准和排除标准。

3. 样本量及抽样方法。

4. 干预方法和内容。

5. 收集资料的方法。

6. 测量指标和工具。

7. 分析资料的方法，包括统计学方法。

8. 预期的结果。

9. 计划时间表。

（四）研究的可行性：包括人力、时间、资金、研究对象、仪器设备、其他合作者以及伦理、政策等方面的可行性分析。还包括研究过程中可能遇到的困难及克服的措施。

（五）经费预算。

（六）参考文献。

（七）附录：包括调查问卷、干预手册、评定标准等。

# 二十六、护理稿件投递和报销流程

（一）稿件投递流程

1. 拟投稿件文题正下方请标注作者单位及姓名。

2. 护理人员的稿件完成最终修改后，到护理部登记，填写完整的"审稿单"，请护理部主任签字、盖护理部章。

3. 将填好的"审稿单"送科研处备案，同时领取医院投稿介绍信。

4. 将打印好的稿件和介绍信一同寄往拟投递杂志的编辑部。投稿时注意选择认证的正式护理期刊。

5. 除护理专业期刊外，护理人员还可向临床医学类、综合类、管理类等核心期刊投稿。

6. 如要投递一些没在以上目录中列出的新期刊，请认真检查其合法性，并到护理部审核。

（二）版面费报销流程

1. 医院认证的正式护理期刊的版面费由医院报销。

2. 正式护理期刊的文章发表后，准备两份发表稿件的复印件（包括杂志封面页、目录页和正文），一份交护理部备案，另一份连同文章版面费正式发票一起交科研处，科研处备案盖章后持发票到财务处报销。

3. 为方便护理部存档，所有已经发表的文章请准备一份发表稿件的电子版（应与所发表文章一致）发送到护理部电子邮箱或交到护理部。

# 第八章 特殊科室工作制度

## 一、门诊治疗室工作制度

1. 严格执行无菌技术操作规程，治疗操作时应戴口罩、帽子。

2. 严格执行交接班制度，护士不得擅自离开岗位，以确保治疗中的安全。

3. 器械物品放在固定位置，及时请领，严格交接手续。

4. 无菌物品应注明灭菌日期，必须在有效期内使用，注射器一次性使用。

5. 遵医嘱进行各项治疗，如有疑问需及时与开医嘱医生沟通，核实医嘱后方可执行。

6. 做各项治疗必须严格执行查对制度，对易致过敏的药物，必须按规定做好注射前的药物过敏试验。

7. 治疗中如患者出现病情变化，应积极采取相应的急救措施，呼叫相关科室值班医生，必要时将患者送到急诊科抢救，同时报告门诊办公室及相关部门领导。

8. 备齐抢救药品及物品，放于固定位置，定期清点并检查，及时补充更换。各种药品分类放置，标签明显，字迹清楚。

9. 严格执行消毒隔离制度，防止交叉感染，用过的一次性物品，要做好垃圾分类处理。

10. 每天做好室内清洁及消毒，保证通风，每完成一项操作，要随时清理用物。

11. 每月做空气培养及无菌物品抽样细菌培养，结果存档保留。

12. 除工作人员及治疗患者外，其他人员不许在室内逗留。

# 二、门诊换药室工作制度

1. 严格执行无菌操作原则，进入换药室必须穿工作服、戴帽子，换药时戴口罩，非换药人员不得入内。

2. 除固定敷料外（绷带等），一切换药物品均需保持无菌，并注明灭菌日期及有效日期，必须在有效期内使用；打开的无菌溶液要注明开启日期和时间。

3. 换药时，先处理清洁伤口，后处理感染伤口。

4. 定期请领补充器械和物品，以保证治疗的使用。

5. 定期检查一次性物品的有效期，避免过期。

6. 污染敷料放入黄色垃圾袋内，进行焚烧处理。

7. 每日清洁室内环境卫生并保持整洁，操作后随时整理用物。

8. 定期进行空气和无菌物品抽样细菌培养，结果存档保留。

# 三、急诊工作制度

1. 工作人员必须遵守各项规章制度和技术操作规程，认真按时交接班，坚守岗位。

2. 仪表端庄，着装整齐，对工作认真负责。

3. 对患者具有高度的责任心和同情心，严格执行三查八对制度，严格无菌操作，掌握配伍禁忌，根据医嘱合理用药。

4. 工作中做到迅速、准确，既要减少患者等候时间，又要防止差错事故发生。

5. 各类抢救药品及器材要准备完善，保证随时可用。由专人管理，放置固定位置，便于使用，每班检查，及时补充、更新、修理和消毒。

6. 急诊护士应熟练掌握各种抢救技术及各项基础护理操作技能，随时做好抢救患者的准备工作。

7. 遇重大抢救或突发公共卫生事件，需立即上报科主任、护士长及院总值班。

8. 凡涉及法律、纠纷的患者，在积极救治的同时，要及时向有关部门报告。

9. 全体医护人员要牢记急诊科的宗旨："高效率，高速度，高度责任感，一切为患者。"

# 四、急诊分诊工作制度

1. 分诊护士要仪表端庄，坚守岗位，对患者热情接待，耐心解释。

2. 护士要及时接诊患者，根据患者的主诉辅以必要的生命体征检查（体温、脉搏、血压、血氧饱和度、血糖），需要时协助医生做心电图，按照分诊制度和重症优先的原则对病人进行病情分诊，及时安排患者就诊。对危重患者要立即护送其至抢救室。

3. 每日两次呼叫、核对各专科值班医生，确认并留下去向和联系电话。有医疗需求呼叫专科值班医生时，要求5分钟内回电话，10分钟内到达急诊。如值班医生未按时到达，护士要及时呼叫其上级医生，必要时可向医务处、院总值班寻求帮助。

4. 遇突发事件，患者集中到达时，除通知急诊总值班、主任、护士长外，应及时报告医务处；遇烈性传染病，要及时向院感染办公室报告。

5. 对各诊室就诊的病人定时巡视，发现患者病情有变化时，及时通知医生并采取急救措施。

6. 配合各科医生工作，维护就诊秩序，保证诊室设备良好，补充各诊室物品。

# 五、急诊抢救室工作制度

1. 抢救室护士必须坚守岗位，不得擅离职守。

2. 一切抢救药品、物品、器械、敷料等均须放指定位置，并有明显标记，不得随意挪用或外借。经科主任协调必须借出时要做记录，并及时催还。

3. 每班护士接班时要清点检查抢救药品、器材、一次性物品，做到数目相符、性能完好，并签字记录。

4. 药品、一次性物品使用后要及时补充，器材使用后必须放回原处，及时充电备用。

5. 无菌物品须注明灭菌日期，不得过有效期。

6. 抢救单位使用后要及时整理、清洁、消毒，为下一个抢救患者做准备。

7. 护士应熟练掌握各种抢救仪器的使用及各种抢救技术，积极主动配合抢救，做好护理记录，同时做好基础护理工作。

# 六、手术室管理制度

1. 手术室应严格执行消毒隔离制度，杜绝医源性感染的发生。

2. 各类工作人员严格执行无菌技术操作规范，每位工作人员都有责任参与规范的监督。

3. 进入手术室人员必须遵守手术间管理制度，服从相关人员的管理。

4. 进入手术室人员应按手术室着装管理规定着装，并配合相关人员的工作。

5. 手术室门卫管理制度针对所有进出手术室的人员，各类人员均应支持门卫的管理工作。

6. 参观人员应遵守其管理制度，在不影响手术的前提下完成参观活动。

7. 各手术科室应遵守择期手术预约制度，配合手术室安排手术。

8. 各科急诊值班医生应按急诊手术管理制度，配合各主班护士及时顺利完成急诊手术。

9. 感染手术应严格按感染手术管理制度，严防交叉感染。

10. 各手术科室应遵守手术室器械外借制度，配合各主班护士的工作。

11. 手术室依据层流系统管理制度配合其他相关部门的工作，保证系统的正常运行。

12. 手术室严格执行无菌物品管理制度，各类人员均有责任进行监督。

13. 手术用药由专人按药品管理规定进行管理，其他人员应协助支持相关负责人的工作。

14. 各相关环节工作人员严格执行病理管理制度，严防差错。

15. 各类人员工作中要严格执行各项查对制度，保证安全。

16. 本室人员严格执行交接班制度，确保工作的连续性。

17. 护理人员应按照术前访视制度，作好围术期护理。

18. 坚持护理查房制度，积极总结、分享经验教训。

19. 护理人员应遵守护理操作前告知制度，取得患者的理解和配合。

20. 应对各类突发事件，各主班人员应遵循抢救及特殊事件报告和处理制度。

21. 发生护理差错事故应遵循护理差错事故登记、报告制度进行处理。

22. 遇有医疗纠纷或事故应遵循医疗纠纷或事故处理程序进行处理。

23. 遇有护理投诉应遵循护理投诉管理制度进行处理。

24. 所有护理文件均按护理文件书写规定书写。

25. 手术室各类护理人员应自觉遵守弹性排班制度。

26. 手术室各类护理人员应遵守本室考勤管理规定。

27. 手术室各类护理人员劳务费基于劳务费分配制度计算、发放。

28. 后勤工作人员按后勤管理制度开展工作，保证手术所需。

# 七、手术室患者查对制度

（一）查对内容：依据手术通知单和患者病历

1. 患者姓名、性别、床号、诊断、手术名称、手术部位、药物过敏史、实验室检查结果、应召药物、备皮、导尿等情况。

2. 了解患者是否进食、是否排净大小便、是否卸妆，将患者的义齿、义体、义眼、隐形眼镜、发卡以及贵重物品等留在病房。

3. 携带病历、影像学检查结果、术中用物、药物等。

4. 评估患者全身情况，特别是皮肤情况，了解既往史。

（二）查对时间

1. 手术前一日，巡回护士访视患者时与病历、患者核对。

2. 手术当日，护理员接患者时与手术通知单、病历、病房护士及患者核对。

3. 患者进入手术间之前，在等候区，巡回护士与病历及患者核对。

4. 患者进入手术间后，执行医务处《手术安全核对规定》。

（1）麻醉开始前，麻醉师、主管医生、巡回护士与病历及患者核对。

（2）手术开始前，麻醉师、主管医生、巡回护士与病历核对。

（3）手术结束后，麻醉师、主管医生、巡回护士再次核对相关内容。

# 附 手术安全核对规定（试行）

1. 按照世界卫生组织外科安全检查流程及卫生部相关要求，为提高医疗质量，保障手术安全，强化患者安全流程管理，制定本规定。

2. 在手术室完成的手术，应当按本规定要求进行手术安全核，对并填写《手术安全核对表》。

3. 手术安全核对是由手术医师、麻醉医师和巡回护士三方，在麻醉手术前、手术开始前和患者离室前，共同对患者身份和手术部位等内容进行核对的工作，由麻醉医师主持并填写表格，无麻醉医师参加的手术由手术医师主持并填写表格。

4. 手术安全核对内容及步骤

（1）麻醉实施前：由麻醉医师按《手术安全核对表》中内容依次提问患者身份（姓名、性别、年龄、病案号）、手术方式、知情同意、手术部位、麻醉安全检查、患者过敏史、术前备血等，手术医师逐一回答，同时巡回护士对照病历逐项核对并回答。

（2）手术开始前：由手术医师、麻醉医师和巡回护士按上述方式，再次核对患者身份、手术部位，并确认风险预警内容。

（3）患者离室前：由手术医师、麻醉医师和巡回护士按上述方式共同核对实际手术名称、清点手术用物、确认手术标本、检查皮肤完整性、动静脉通路、引流管、患者去向等。

（4）三方核对人确认后签字。当核对人为非本院医师时，应由上级医师复核后签字确认。

5. 手术安全核对必须按照步骤进行，核对无误后方可进行下一步操作。

6.《手术安全核对表》完成后归入病案中保存。

7. 医务处定期对手术安全核对工作进行检查，根据检查情况予以奖罚。

# 八、手术物品查对制度

（一）清点内容：依照物品清点细则，清点手术中无菌台上的所有物品，包括各种手术器械、纱布、纱垫、缝针等特殊用物。

（二）清点时机：手术开始前、关闭体腔前、体腔完全关闭后、皮肤完全缝合后。

（三）清点责任人：主刀医生、洗手护士、巡回护士。

（四）清点方法：每次清点时由巡回护士与洗手护士唱点两遍，并由巡回护士在护理记录单上做详细记录。

（五）清点要求

1. 清点时，巡回护士与洗手护士应对台上每一件物品唱点两遍，准确记录，特别注意特殊器械上的螺丝钉等附属结构是否齐全，确保物品的完整性。

2. 手术物品未准确清点记录之前，手术医生不得开始手术。

3. 严禁拿离手术间内的任何清点过的物品，或拿入列在清点项目里的同类物品。

4. 手术中未经洗手护士允许，任何人不得随意挪用清点过的物品，不得将纱布类物品剪开使用。

5. 进入体腔内的纱布类物品必须有显影标记，有显影标记的纱布不得覆盖伤口。

6. 手术区域深部填入物品时，主刀医生应及时告知助手及洗手护士，提醒记忆，防止遗留。

7. 手术过程中增减的物品应及时清点并记录，手术台上掉落的物品应及时放于固定位置，以便清点。

8. 关闭体腔前，手术医生应先取出体腔内的手术用物，再行清点。

9. 主刀医生应等待护士清点物品并做准确记录后，方可进行下一步手术操作。

10. 若同一个患者需要两个切口入路时，关闭第一切口时必须按常规清点所有物品，清点后的物品应保存在手术间；第二切口开始前必须按规定清点所有物品，方可开始手术。

11. 清点物品时，必须有至少一人为本院护士，有实习护生时必须由带教老师清点核对。

12. 清点物品时，如与主刀医生发生意见分歧时，应请示护士长后再做出决定。

# 九、输血查对制度

（一）取血查对制度

1. 麻醉师与巡回护士共同核对患者、病历并填写取血单，项目包括：患者姓名、病房号、科别、病案号、血型（包括 Rh 血型）、血液种类、输血量。

2. 取血者携带取血单到血库取血，每次只能取一个患者的血。

3. 取血者在血库与发血者共同查对

（1）将取血单与发血单核对。

（2）将发血单与血袋标签核对。

（3）核对项目

1）患者姓名、病案号、血型（包括 Rh 血型）。

2）献血者编码、血型、血液种类、血袋号、血量、血液有效期。

3）交叉配血试验结果。

4）血液有无溶血和凝块，血袋有无破损及渗漏。

5）取血者不得擅自更改标签内容；血袋标签如有涂改时发血人需签名。

（4）以上项目核对无误，取血者与发血者分别签名。

4. 取血注意事项

（1）取血后立即送回，不允许让其他人将血带回。

（2）取血过程中注意防震荡，防碰撞，尽量减少晃动（特别是血小板）。

5. 血液送入手术间后，巡回护士与麻醉师立即与病历核对，无误后取血者方可离去。

（二）输血查对制度

（1）输血时应认真核对，项目同取血查对制度。注意：核对时，应首先与病历的原始资料核对。

（2）输血完毕应保留血袋 24 小时，注明患者姓名、病案号、血型、日期和时间，以备必要时送检。

# 十、手术室安置体位查对制度

（一）建立静脉通路前，与麻醉医生共同核对手术通知单及病历，根据手术所需体位的不同选择静脉通路。

（二）安置手术体位前，与手术医生共同核对手术部位，检查并评估患者软组织完整性。

（三）根据体位安置标准和原则协助医生安置体位，原则如下：

1. 全麻患者应在大腿部以约束带固定，以防坠床，未清醒前不得解开。

2. 患者体位要安全舒适，骨隆突处要衬软垫，防止压伤。

3. 手术部位要充分暴露，但应避免患者不必要的暴露。

4. 保持呼吸道通畅，呼吸运动不能受限。

5. 大血管、神经不能受压，静脉回流要好，肢体固定要加衬垫，不可过紧。

6. 上肢外展不得超过 90°，以免损伤臂丛神经；下肢要保护腓总神经，不可受压；如无必要，不可过分牵引四肢，以防脱位及骨折。

（1）俯卧位时小腿要垫高，使足尖自然下垂，并注意保护乳房及会阴部，防止受压。

（2）眼睛的保护：防压、防止药物流入、防止眼睑持续不闭合而导致角膜溃疡。

（3）当体位完全符合手术要求时，应再次评估患者肢体位置和软组织完整性，并确保各管道通畅。

7. 术中每次调整手术床或调整患者体位后，应再次评估患者肢体位置和软组织完整性。

8. 术中注意随时检查体位固定是否良好，如发现不良反应发生，及时采取措施，并在护理记录单上注明。

# 十一、手术室眼科晶体查对制度

1. 患者进入手术间时，要认真核对患者的姓名与病历、晶体处方是否一致，患者的手术名称及左、右眼。

2. 检查晶体处方内容是否齐全。内容包括：患者的姓名、病历号、晶体的品牌，A常数、直径、度数，左、右眼。

3. 以上内容核对正确后由巡回护士与高值耗材负责人按晶体处方核对无误后领取晶体，并放于手术间指定位置，以方便使用。注意：手术间内只允许放正在手术患者的晶体。

4. 遵医嘱打晶体时，巡回护士应再次核对晶体与晶体处方是否一致，并与洗手护士确认，要求医生看到所要的晶体，确认无误后方可打在无菌台上。

5. 取出晶体盒内的不干胶标签贴于晶体处方上，并再次与处方核对，所打的晶体是否正确。

6. 将其他不干胶标签夹入患者病历中带回病房。处方上标上晶体价格，与账单一起交于计算机房。

# 十二、手术室消毒隔离制度

（一）手术室工作人员必须严格遵守无菌技术操作规范，除参加手术及有关工作人员外，其他人员不得入内。

（二）手术室应严格划分洁净区、清洁区和污染区。拖鞋与私人鞋、外出鞋应分别存放。

（三）进入手术室必须更换拖鞋、衣、裤、帽。不得套穿长内衣、内裤。外出必须更换外出衣和鞋。

（四）有上呼吸道感染，面部、颈部、手部感染者原则上不可进入手术室，若必须进入时应戴双层口罩，感染处严密封闭。

（五）严重或特殊感染手术应在感染手术间内进行，术后及时进行清洁消毒。遇有特殊菌种如：破伤风、气性坏疽、炭疽等感染手术时，应尽量缩小污染范围，术后按感染手术后终末处理细则消毒处理。

（六）严格控制参观人数，进手术室见习、参观必须经院领导、医务处、科主任、护士长同意。参观手术人员需遵照参观人员管理制度，主管医生和巡回护士有责任管理。

（七）保持室内肃静整洁，不可大声喧哗，禁止携带私人通讯工具入内，除特殊紧急情况，一律不传私人电话。

（八）一切清洁工作均应湿式打扫。各手术间物体表面及地面每晨用消毒液擦拭。每周手术间彻底清扫消毒一次，每月做细菌培养一次（包括空气和物品）。

（九）预真空压力蒸气灭菌器每日第一锅做 BD 试验，符合要求后方可进行全日消毒工作，并做记录，每月做一次生物监测。

（十）所有高压灭菌物品均用 3M 指示胶带固定封口，长度不得少于 3 格，灭菌后指示条变为黑色，表示该物品已经灭菌。

每个大包内应放化学指示卡，指示条变为黑色；器械屉内应放1243 指示卡（爬行卡），该卡经灭菌后黑色区域超过标准线，证明该包灭菌合格，方可使用。

（十一）手术室所有灭菌物品必须每日检查一次，按日期先后排序依次使用。灭菌敷料包有效期是 2 周（室温低于 25℃，湿度在 40% ~60%）。

（十二）为预防交叉感染，在连续施行手术时，应按无菌手术 – 轻度沾染手术 – 重度沾染手术 – 污染手术（一类手术 – 二类手术 – 三类手术）的顺序进行。

1. 无菌手术（或清洁手术）：经过消毒处理，手术部位达到无菌或接近无菌，如甲状腺、疝气、人工关节置换、脊柱等手术。

2. 沾染手术；经过消毒处理，手术部位仍有细菌，但尚未发展成感染，如消化道系统、子宫阴道、开放性创伤等手术。根据细菌数量的多少，又分为轻度沾染和重度沾染两类。

3. 感染手术：手术部位已经发生感染。

（十三）澳抗阳性及血缘性传染手术应安排在当日最后一台手术。如遇特殊情况，后者为无菌手术切口，而上一台为沾染或污染手术时，手术间应进行消毒，关闭内外走廊门自净 30 分钟后方可使用。

（十四）手术室一切器械、物品未经负责人许可，不得外借。以确保手术所需及防止交叉感染。如遇特殊情况，按手术室器械外借制度执行。

（十五）严重或特殊感染手术确定手术之后，立即和手术室联系，以便及时安排在感染手术间内施行。参加此类手术必须严格遵守感染手术管理制度，确保患者和工作人员安全。

# 十三、手术室无菌技术操作规范

1. 无菌区内只允许使用无菌物品，若对物品的无菌性有怀疑，应视为污染。

2. 无菌手术衣只有胸部以下、腰部以上的前缘和袖子视为无菌。

3. 无菌台只有台面高度视为无菌，且应保持台面干燥。

4. 刷手人员只能碰触无菌物品和无菌区，非刷手人员只能碰触非无菌物品和非无菌区。

5. 非刷手人员应尽量避免进入无菌区；刷手人员则应避免依靠非无菌区，且应面向无菌区。

6. 布置无菌区的时间应尽量接近手术开始时间。

7. 打开无菌包或容器时，应注意有效日期、灭菌是否完全，且须注意包布是否潮湿、破损。

8. 台下向台上传递无菌物品时不应跨越无菌区。

9. 穿戴好无菌衣、手套后，双手要在胸部以下、腰部以上的前方操作。

10. 手术时，两位刷手人员更换位置时，应保持背靠背或面对面旋转的原则。

11. 刷手人员术中无菌操作范围：本人胸部至无菌台面或手术床两侧边缘以上。

12. 无菌单覆盖范围：距切口 2～3cm，至少 4 层，患者两侧下垂不少于 30cm，距地不少于 20cm。

# 十四、消毒供应中心工作制度

1. 应严格执行消毒隔离制度，杜绝因无菌物品质量而导致感染的发生。

2. 工作人员严格遵守执行各项规章制度和各项技术操作规程。

3. 工作人员应按消毒供应中心着装要求管理规定着装。

4. 耐湿、耐热的器械、器具和物品，应首选物理消毒或灭菌方法。

5. 进入人体无菌组织、器官、腔隙，或接触人体破损的皮肤、黏膜、组织的诊疗器械、器具和物品应进行灭菌。

6. 接触皮肤、黏膜的诊疗器械、器具和物品应进行消毒。

7. 被朊毒体、气性坏疽及突发原因不明的传染病病原体污染的诊疗器械、器具和物品，应执行特殊规定的处理流程。

8. 应根据待灭菌物品选择适宜的灭菌方法和灭菌程序。

9. 设备操作方法遵循生产厂家的使用说明或指导手册。

10. 各类人员要分工明确，互相协作，确保各岗位职责的执行。

11. 了解各科室专业特点、掌握专用器械、用品的特点和处理方法，保障其供应。

12. 严格执行无菌物品管理规定，不符合要求的物品一律不得发放。

13. 每日清点急救物品和常规备用物品基数数量，确保无菌物品的供应所需。

14. 工作人员严格执行洗手制度。

15. 各相关环节工作人员严格执行查对制度，严防差错。

16. 建立突发事件处理预案，应对各类突发事件。

17. 发生差错事故应遵循护理差错事故登记、报告制度进行处理。

18. 建立工作人员的继续教育制度，根据专业进展，开展业务培训，更新知识。

19. 消毒供应中心工作人员应自觉遵守科室排班规定。

20. 参观人员应遵守管理规定，在不影响工作的前提下完成参观活动。

# 十五、消毒供应中心消毒隔离制度

1. 保证无菌物品质量，防止发生因重复使用的诊疗器械、器具和物品处理不当而发生的感染。

2. 应遵循标准预防的原则进行清洗、消毒、灭菌，不同区域工作人员防护着装要求应符合规定要求。

3. 工作人员不能佩戴戒指和耳环等饰物，不能留长指甲和涂指甲油。室内拖鞋与私人鞋、外出鞋应分别放置。

4. 严格执行消毒供应中心手卫生制度。

5. 消毒供应中心周围环境应清洁、无污染源，区域相对独立。

6. 严格划分去污区、检查、包装及灭菌区和无菌物品存放区。建筑布局应分为辅助区域和工作区域。辅助区域包括工作人员更衣室、值班室、办公室、休息室、卫生间等。工作区域包括去污区、检查、包装及灭菌区和无菌物品存放区。

7. 采用由"污"到"净"的流水作业方式布局，清洁区与去污区采取单线行走，不可逆行。人员、物品、设备、区域实行分类管理。应做到工作区与辅助区分开，污染物品与清洁物品分开，初洗与精洗分开，未灭菌物品与已灭菌物品分开。

8. 对人流、物流、气流进行消毒隔离的管理。明确规定各岗位人员进出口。物品由污到洁，不交叉、不逆流。

9. 使用者应将重复使用的诊疗器械、器具和物品与一次性使用物品分开放置；重复使用的诊疗器械、器具和物品直接置于封闭的容器中，由中心消毒供应室（CSSD）集中回收处理。

10. 被朊毒体、气性坏疽及突发原因不明的传染病病原体污染的诊疗器械、器具和物品，使用者应双层封闭包装，并标明感染性疾病名称，由中心消毒供应室（CSSD）单独回收处理。

11. 不应在诊疗场所对污染的诊疗器械、器具和物品进行清点，采用封闭方式回收，避免反复装卸。

12. 清洁区的台面和地面每日清洁擦拭，去污区的台面和地面每日清洁消毒。各工作区的墩布应分开使用。

13. 回收污染物品与发放无菌物品应分车、分人进行。回收污物封闭盒、回收车每日清洗消毒后备用。发放清洁及无菌物品封闭盒、下送车每日清洁后备用。

# 第九章　各级护理管理人员职责

## 一、护理部主任职责

1. 在主管院长领导下具体负责全院护理业务及行政管理工作，并主持护理部日常工作。

2. 根据医院的总体计划制定全院护理工作年度计划，并实施目标管理。

3. 督促检查各项护理工作的落实，定期总结、反馈及汇报。

4. 教育护理人员爱岗敬业，牢固树立"以患者为中心"的服务理念。

5. 向医院提出对护理人员的奖惩、聘任、调动和任免的意见和建议。

6. 指导并协助总护士长、护士长做好科室及病房的管理工作。

7. 负责全院护理质量安全的管理工作，防范护理差错及事故的发生。

8. 组织、指导危重病患者和特殊患者的抢救工作以及人员、物资的协调。

9. 负责培养优秀护理人才，建设一支结构合理的护理人才梯队，推动护理学科不断向前发展。

10. 负责在职护士继续教育工作。组织申报国家级、市级继续教育项目，举办各种护理学术讲座，提高护士专业水平。

11. 负责全院临床护理教学的组织管理，做好年轻护士、实习护生和进修护士的传、帮、带工作。

12. 组织开展护理科研工作，负责护理科研项目的管理和经费的审核。

13. 主持召开护理部例会、夜班督导交班会及护士长会议，分析全院护理工作情况，提出工作重点及改进措施。

14. 参加院领导主持的处室领导会，反映护理工作情况，听取各方意见。与各职能处室、医技科室沟通，协助解决临床护理问题。

15. 负责对外交流工作。

# 二、护理部副主任职责（主管临床护理）

1. 负责全院临床护理质量管理工作。
2. 负责制定全院护理质量目标管理计划，并组织实施、定期反馈。
3. 负责建立健全各项护理工作标准、规范及流程。
4. 修订、完善护理质量考核标准及护理技术操作规程。
5. 经常深入科室检查护理工作，了解临床护理工作质量。
6. 定期反馈护理质量检查结果，并做好安全预警提示。
7. 负责护理不良事件的管理，定期分析、反馈，并寻找系统原因修订工作制度或工作程序。
8. 处理、解决临床护理工作中发生的护理投诉、纠纷等问题。
9. 组织护理技术操作培训及考核，提高护士技术水平。
10. 协调医务处、药剂科、检验科、器材处等部门，为临床一线提供服务。
11. 参与对外交流工作。
12. 完成护理部主任交办的各项工作。

# 三、护理部副主任职责
## （主管护理教学科研）

1. 在护理部主任领导下，负责全院临床护理教学及科研管理工作。

2. 负责制定全院护理教学及科研管理目标及计划，并组织实施、定期反馈。

3. 负责临床教学工作的质量控制。

4. 组织护理部教学组、科研组、信息组开展工作。

5. 负责全院不同层次护理人员的在职培训和继续教育的组织与管理。

6. 负责在职护士继续教育项目申报与学分管理工作。

7. 负责护理进修人员临床进修学习工作的组织、安排与管理。

8. 负责不同层次实习护生临床教学工作的组织、落实与管理。

9. 加强与护理学院的协作，构建院校一致的临床教学基地。

10. 负责院内护理科研工作的开展、追踪与管理。

11. 参与对外交流工作。

12. 完成护理部主任交办的各项工作。

# 四、护理部专职护理质量
# 管理护士长职责

（一）在护理部主任、主管临床护理副主任的直接领导下工作。

（二）负责全院护理质量管理。参与制定全院护理质量目标管理计划。

（三）参与制定、修改、补充护理质量检查标准、护理制度及护理操作流程。

（四）检查临床护理工作

1. 常规检查：病室规范、消毒隔离、无菌物品、药品管理、基础护理、护士仪表、劳动纪律等。

2. 重点检查：护理文件、危重症护理、急救物品管理、护士技术操作、护士长科室质量管理记录等。

3. 专项检查：患者安全、压疮、跌倒评估、抢救物品、危险药品、健康教育等。

4. 特殊科室检查：手术室、消毒供应中心、急诊、血液透析中心、门诊。

（五）指导临床护理工作：科室设施、护理流程、不良事件、患者压疮/跌倒、危重症患者护理等。

（六）每月汇总检查结果，下发科室并存档，向护理部主任书面汇报并提出改进措施。

（七）定期将科室考核结果，上交经管处作为绩效考核指标。

（八）年终汇总一年检查结果，进行分析及反馈。

（九）负责护理技术操作培训及考核，制定计划、组织落实。

（十）接待患者及家属投诉。

（十一）负责护理质量管理各种材料归档工作。

（十二）做好上级部门检查前的准备工作。

（十三）协助其他部门解决临床护理问题。

（十四）参加夜班督导交班会，汇报夜班检查结果。

# 五、护理部教学干事职责

1. 在护理部主任、主管护理教学科研副主任的直接领导下工作。

2. 参与制定全院护理教学管理目标及计划，并具体落实、定期反馈。

3. 负责临床护理教学的具体管理工作。

4. 协助护理部教学组开展工作。

5. 协助完成临床教学老师的选拔、培训与考核。

6. 具体实施全院不同层次护理人员在职培训和继续护理教育的管理。

7. 协助完成在职护士继续教育项目申报工作。

8. 负责在职护士继续教育学分的具体管理工作。

9. 负责护理进修人员临床进修学习的具体管理工作。

10. 负责各层次实习护生的临床教学的具体管理工作。

11. 负责教学材料归档工作。

12. 参与对外交流工作。

13. 完成领导交办的各项工作。

# 六、护理部科研干事职责

1. 在护理部主任、主管护理教学科研副主任的直接领导下工作。

2. 参与制定全院护理科研管理目标及计划，并具体落实、定期反馈。

3. 负责临床护理科研的具体管理工作。

4. 协助护理部科研组、信息组开展工作。

5. 负责院内护理科研工作的开展、追踪与管理的具体工作。

6. 协助选拔、推荐优秀护理论文，积极参加院外和院内的评奖工作。

7. 负责护理人员发表文章登记、统计和资料整理。

8. 负责护理科研材料归档工作。

9. 参与对外交流工作。

10. 完成领导交办的各项工作。

# 七、护理部干事职责

1. 在护理部主任的直接领导下进行工作。

2. 负责护理部日常行政工作。

3. 负责护理部有关会议、事宜的通知和各种会议记录、整理、归档工作。

4. 负责护理部各类文件的整理、归档工作。

5. 协助主任完成计划、总结、预算等工作。

6. 负责全院护士注册的具体工作。

7. 统计、汇总各项护理数据：护士长、总护士长月报表、全院护理人员考试成绩、夜班数统计等。

8. 负责全院护理人员库的管理、更新，办理护理人员调动手续等。

9. 定期设计、更新护理部宣传栏及全院病房宣传栏；负责院刊投稿及医院外网护理信息更新。

10. 组织落实护士参加各种院外会议、活动等。

11. 具体落实全院护理人员职称聘任工作。

12. 担任护理部考勤员、保管员、物价员。

13. 参与护理部大型活动的组织。

14. 协助其他职能处室及人事处、保卫处、宣传处等完成相关工作。

15. 完成领导交办的各项临时性工作。

# 八、护理部夜班督导职责

1. 在护理部主任领导下进行工作。

2. 负责了解夜班工作情况，治疗护理完成情况及患者安全措施落实情况等。

3. 重点检查护士能否按规定巡视病房，对危重患者的病情了解程度和护理记录书写情况。

4. 检查护士劳动纪律，包括是否按时起床、仪容仪表、文明礼貌、打私人电话等。

5. 检查病室整洁、安静、"五室"规范情况。

6. 检查、指导夜班护理人员技术操作。

7. 负责组织、调动护理人员参加特殊抢救任务。

8. 记录检查结果，发现问题及时通报当事人及护士长。特殊情况及时向护理部主任汇报。

# 九、总护士长职责

（适用于内科、外科、妇儿五官科、国际医疗保健部、门急诊）

1. 全面负责大科临床护理、护理教学和护理科研的管理工作。

2. 根据护理部目标管理计划，结合大科具体情况，制定科目标管理计划，组织实施并定期总结。

3. 负责大科内的护理人员的培养、调配与管理。

4. 负责督促各病房认真执行各项规章制度、护理技术操作规程。

5. 负责督促检查各病房护理工作质量，发现问题及时解决，把好质量关。

6. 解决科内护理业务的疑难问题，指导危重、疑难患者护理计划的制定及实施。

7. 对科内发生的护理不良事件及时分析原因，总结经验教训，采取防范措施，并上报护理部。

8. 参加科主任查房，并有计划地组织科内护理查房和业务学习，及时总结护理工作中的经验教训，不断提高护理业务水平。

9. 根据教学目标安排各类护生和进修护士的临床实习和进修工作，定期检查教学计划的实施情况。定期征求各类护生和进修护士意见，改进临床教学工作。

10. 负责组织本科护理科研、护理革新计划的制定和实施，指导护士开展护理科研和撰写护理文章。

11. 科学管理病房，做好文字记录及教学统计工作。按时完成总护士长考核本和月报表，并上交护理部。

12. 加强与各部门之间的沟通、协调及配合。

# 十、手术室总护士长职责

1. 在医疗院长、医务处、科主任及护理部的领导下，负责手术室全面管理工作，主要为行政管理、护理业务、教学培训、科研工作及对外交流和协调。负责接待参观交流及上级检查等事宜。

2. 每年制定全科工作计划、人员培养计划和物资使用管理计划，并确保计划的落实。每季度检查各手术室（东院、西院）护士长工作考核本并签阅。护士长应做到日有安排，周有重点，月有计划和小结。有计划地安排工作，根据手术及护理人员情况，协调安排各科手术，有计划地进行科学分工，必要时进行具体指导和亲自参加手术。总护士长考核本按时上交护理部。

3. 组织并参加特殊手术前的讨论，参加疑难病例和死亡病例讨论，组织疑难、危重手术患者抢救中的护理工作。每周组织工作讨论，分析具体问题，信息共享。

4. 实施全面质量控制，保证各项规章制度的落实，督促检查护士长、各级护理人员及后勤人员的工作，并予以指导。了解各岗位工作情况，发现问题及时处理，防止差错事故发生。

5. 负责检查院内感染控制、无菌操作和手术室无菌技术监测（空气、无菌物品及手等）。

6. 检查实施继续教育情况、新护士、进修护士、实习护士的实习工作、各科新手术的准备和实施，通过考核、调查了解专科护理人员的业务素质及临床教学质量。

7. 负责组织本科护理科研、护理革新计划的制定和实施，指导护士开展护理科研和撰写护理文章。

8. 负责全年开支预算。监控手术室各类物资的管理，包括领取、保管、检查、维修等各环节人员的工作。定期检查急救物品情况、毒麻药及贵重物品管理情况。

9. 创造正向、积极、团结的工作环境。做好思想工作，协助解决或反映所属人员在工作、学习、生活中遇到的问题和困难。

10. 定期召开护士长、主管护师、护师、护士各层人员会议，征求各级人员意见和要求。定期了解医生意见，改进工作。

11. 做好与相关科室的协调工作。

12. 及时将工作中有关问题向相关领导汇报或与有关部门联系解决。

# 十一、西院总护士长职责

1. 在护理部主任和科主任领导下，全面负责大科临床护理、护理教学和护理科研的管理工作。

2. 根据护理部目标管理计划，结合大科具体情况，制定科目标管理计划，组织实施并定期总结。

3. 负责大科内的护理人员的培养、调配与管理。

4. 负责督促各病房认真执行各项规章制度、护理技术操作规程。

5. 负责督促检查各病房护理工作质量，发现问题及时解决，把好质量关。

6. 解决科内护理业务的疑难问题，指导危重、疑难患者护理计划的制定及实施。

7. 对科内发生的护理不良事件及时分析原因，总结教训，采取防范措施，并上报护理部。

8. 参加科主任查房，并有计划地组织科内护理查房和业务学习，及时总结护理工作中的经验教训，不断提高护理业务水平。

9. 根据教学目标安排各类护生和进修护士的临床实习和进修工作，定期检查教学计划的实施情况。定期征求各类护生和进修护士意见，改进临床教学工作。

10. 负责组织本科护理科研、护理革新计划的制定和实施，指导护士开展护理科研和撰写护理文章。

11. 科学管理病房，做好文字记录及教学统计工作。按时完成总护士长考核本和月报表，并上交护理部。

12. 加强与各部门之间的沟通、协调及配合。

# 十二、病房护士长职责

1. 在护理部、总护士长和科主任的领导下负责病房行政管理和护理业务工作。

2. 根据护理部和科室目标管理计划，认真组织落实，并做好检查和记录工作。

3. 负责本病房护理人员素质教育和思想教育，改进服务态度，密切医护配合，建设良好的护理团队。

4. 合理安排和检查病房护理工作，参与并指导危重、大手术患者的护理及抢救工作。

5. 督促护理人员严格执行各项规章制度和操作规程，严防差错事故的发生。

6. 定期参加科主任和主治医师查房，参加科内会诊及大手术或新手术前、疑难病例、死亡病例的讨论。

7. 落实护理人员业务学习及技术训练、组织护理查房，积极开展护理科研工作。

8. 指导教学老师做好病房各类人员的临床教学工作。定期检查带教情况。

9. 定期督促检查药品、一次性物品、仪器设备、护理用具和被服的请领及保管。

10. 监督配膳员、保洁员的工作质量，及时与相关部门沟通。

11. 定期召开患者座谈会，落实健康教育工作，认真听取患者的意见，不断改进病室管理工作。

12. 负责本病房防火、防盗等安全工作，严格执行安全保卫和消防措施。

13. 按时完成护士长考核本和护士长月报表，按时上交护理部。

# 十三、临床护理教学老师职责

1. 在护士长领导下，负责病房临床护理教学及科研工作的管理和实施。

2. 负责制定和实施本病房内各层次实习护生和护理进修人员的实习计划，并及时与护理部及学校联系。

3. 组织并参加具体的教学活动，如病房小讲课、操作示范、病历讨论、教学查房、临床带教、阶段考核、出科考试及总结评价等。

4. 针对不同层次实习护生，安排相应带教资格的护士带教，并检查教学计划的落实情况，及时给予评价和反馈。

5. 关心实习护生的心理及专业发展，帮助学生尽早适应临床环境，及时发现实习中的问题并给予反馈。

6. 负责病房带教护士的培训，与护士长一起定期对带教护士进行考核。

7. 负责本病房在职护士继续教育工作，认真记录、审核各类继续教育学分情况，配合护理部完成每年的学分审核工作。

8. 带领或指导护士开展护理科研，积极撰写并发表护理论文。

9. 协助护士长做好病房管理工作，护士长不在时代理护士长工作。

# 十四、门诊护士长职责

1. 在护理部、总护士长和门诊部主任的领导下,负责本科室行政管理和护理业务工作。

2. 认真组织落实护理部和科室护理目标管理计划,并做好记录和统计工作。

3. 督促检查各岗位职责、各项规章制度和技术操作规程的落实情况,严防差错事故。

4. 负责管理并监督护理人员服务态度,随时调解医患、护患矛盾,有问题及时向相关处室请示报告。

5. 做好与门诊医生的沟通、协调和配合,保障门诊工作的顺利进行。

6. 组织护理人员业务学习及技术培训。积极开展护理科研工作。

7. 负责计划、组织候诊患者的健康宣教。

8. 负责准备抢救物品、药品和仪器,设专人定期检查,使之保持完好备用状态。

9. 监督落实传染病疫情报告制度,检查落实消毒隔离制度,预防交叉感染,创造清洁的就诊环境。

10. 负责家具、被服、物品的管理、请领、验收及维修工作。

11. 严格执行安全保卫和消防措施,负责本科防火、防盗及漏电防范工作。

12. 按时完成护士长检查考核本和护士长月报表,按时上交护理部。

# 十五、急诊护士长职责

1. 在护理部、总护士长和科主任的领导下，负责急诊科的护理行政管理和护理业务工作。

2. 组织安排急诊抢救工作，督促检查护理人员配合医生诊治情况。经常了解急诊患者的病情，指导护士严格遵医嘱进行治疗与护理。做好各种记录和交接班工作。

3. 督促护理人员认真执行医院各项规章制度和技术操作规范，严防差错事故发生。

4. 制定工作计划，检查各项护理工作完成情况，保证护理质量。

5. 负责督促检查抢救药品、器材、被服及各种所需物品的使用、保管情况，做到计划请领，及时维修和报损。

6. 加强对护理人员的业务技术能力训练，不断提高业务水平。

7. 负责组织护理科研、护理经验总结和技术革新。

8. 督促护士、护理员、保洁员经常保持急诊区域清洁、整齐、安静，做好消毒隔离工作，预防交叉感染。

9. 做好护理计划、质控考核和工作总结，按要求定期上报各种统计表。

# 十六、手术室护士长职责

1. 在科护士长及护理部领导下，负责手术室行政管理、护理业务工作，参与教学、科研工作，负责科室间的工作协调、接待参观交流、上级检查等事宜。

2. 按计划安排工作，根据手术及护理人员情况，协调安排各科手术，有计划地进行科学分工，必要时进行具体指导和亲自参加手术。

3. 参加特殊手术前的讨论，参加疑难病例和死亡病例讨论，组织疑难、危重手术患者抢救中的护理工作。

4. 实施全面质量控制，保证各项规章制度的落实，督促检查各级护理人员及后勤人员的工作，并予以指导。了解各岗位工作情况，发现问题及时处理，防止差错事故发生。负责监督相关人员做好院内感染控制及无菌操作，按规定做好手术室无菌技术监测（空气、无菌物品及手等）。

5. 实施继续教育，针对不同的培养对象组织护理查房和业务学习，做好新护士、进修护士、实习护士的实习工作，组织各科新手术的准备和实施，定期组织考核，不断提高专科护理人员的业务素质及临床教学质量。

6. 负责指导手术室各类物资的管理、包括领取、保管、检查、维修等。定期检查急救物品情况、毒麻药及贵重物品管理情况。

7. 做好思想工作，协助解决或反映所属人员在工作、学习、生活中遇到的问题和困难。

# 十七、消毒供应中心护士长职责

1. 在护理部和总护士长领导下，负责消毒供应中心的行政管理和业务管理。

2. 落实护理部和科目标管理计划，认真做好检查、督促、记录和统计工作。

3. 制定各级人员工作职责、各项常规制度及各项技术操作规程。

4. 合理配备人力，安排各岗人员的工作。

5. 定期对本室人员进行考核。

6. 定期组织业务学习，解决业务疑难问题。

7. 督促检查各项医疗物品领取、供应、清点及消耗情况。

8. 督促检查无菌物品的质量控制及各项监测制度。

9. 监督本室环境清洁及安全。

10. 定期征求临床各科室意见，改进工作，为一线服务。

# 第十章　各级护理技术职称人员职责

## 一、主任（副主任）护师职责

1. 在护理部主任和科护士长领导下，指导本科护理技术、护理教学和科研工作。

2. 检查、指导本科室急、重、疑难病例的临床护理、护理会诊及抢救危重患者的护理。

3. 及时了解国内外护理新动态，积极开展专科护理新技术、新业务，成为本专科护理学术带头人。

4. 参与全院或本科室护理大查房，指导下级护理人员的查房，不断提高护理业务水平。

5. 参与全院或本科室护理差错、事故的鉴定分析，提出防范措施。

6. 承担全院或本科室在职护士继续教育工作，协助制定计划并负责授课。

7. 承担护理研究生、本、专护生的临床实习和进修护士的带教工作，担任护理学院的讲课，指导主管护师完成此项工作。

8. 负责组织全院或本科室护理学术讲座和护理病案讨论。

9. 制定本科室护理科研计划，并组织实施，指导下级护士撰写科研论文。

10. 参与审定、评价护理论文和科研成果以及新业务、新技术成果。

11. 承担临床护理质量管理，发现问题，及时解决，把好护理质量关。

12. 协助护理部做好主管护师、护师的聘任考核工作，承担对下级护理人员的培养。

13. 参与护理队伍建设、业务技术管理和组织管理，经常提出建设性意见，加强对全院护理工作的指导。

# 二、主管护师职责

1. 在护士长领导下及主任（副主任）护师指导下工作。

2. 对本科室护理质量负有责任，发现问题及时解决，把好护理质量关。

3. 解决本科室护理业务上的疑难问题，指导危重、疑难患者的护理。

4. 负责指导本科室护理查房和护理会诊，对护理业务给予具体指导。

5. 对本科室发生的护理差错、事故进行分析，提出防范措施。

6. 承担本科室在职护士继续教育工作，协助制定计划并负责授课。

7. 承担护理研究生、本、专护生的临床实习和进修护士的带教及考核工作。

8. 开展护理科研或技术革新，积极撰写护理论文。

9. 协助护士长做好行政管理和护理队伍建设工作。

# 三、护师职责

1. 在护士长领导下和主管护师及以上人员指导下工作。

2. 参加科室的护理临床实践，指导护士正确执行医嘱及各项护理技术操作规程，发现问题及时解决。

3. 参与病房疑难、危重患者的抢救与护理，承担难度较大的护理技术操作，带领护士完成新技术新业务的临床实践。

4. 协助护士长制定科室护理工作计划，参与病房管理工作。

5. 参加科室护理查房、护理会诊和病例讨论。

6. 协助护士长负责本科室护士和进修护士业务培训，制定学习计划，并担任讲课。协助教学老师对护士进行护理技术操作考核。

7. 完成各类实习护生的临床带教及考核工作。

8. 积极参加护理科研或技术革新工作，积极撰写护理论文。

9. 对本科室护理差错、事故进行分析，落实防范措施。

# 四、护士职责

1. 在护士长领导及护师以上人员指导下进行工作。

2. 认真执行各项规章制度、岗位职责和护理技术操作规程，正确执行医嘱，准确及时地完成各项护理工作，落实核心制度，防范护理差错事故。

3. 做好患者的基础护理和心理护理工作。

4. 做好危重症患者的抢救工作及各种抢救物品、药品的准备、保管工作。

5. 协助医生进行各种治疗工作，负责采集各种检验标本。

6. 巡视患者，密切观察并记录患者的病情变化，如发现异常情况及时处理并报告。

7. 参加护理教学和科研工作，工作中应不断总结经验，提高护理水平。

8. 指导护生、护理员、配膳员及保洁员工作。

9. 定期组织患者学习卫生知识，宣传住院规则，经常征求患者意见，做好解释工作并采取改进措施。为出院患者提供出院指导。

10. 办理入院、出院、转科、转院手续，做好有关文件的登记工作。

11. 认真做好病室物资、器材的使用及保管工作，坚持勤俭节约的原则。

# 第十一章　各类护理人员岗位职责

## 一、病房主管护士职责

1. 在护士长领导下，参与病房全面管理，督促检查各班护理人员认真贯彻岗位职责及各项规章制度。

2. 负责医嘱的处理、核对和打印工作。掌握患者的病情，每日书写病室报告。

3. 负责患者会诊、检查、转科安排及督促各种检查通知单的外送工作。

4. 协助护士长检查各班执行医嘱情况及表格书写的质量。

5. 负责落实各种特殊化验或检查的联系、带药、容器准备等，并向患者交待。

6. 协助护士长解决护理工作中出现的紧急情况，参加危重患者的抢救工作。

7. 负责并指导实习护生和进修护士的带教工作。

8. 负责指导疑难重症患者护理，并开展护理新技术新业务。

9. 保持办公室及护士站的物品到位、清洁、整齐以及表格的准备。

10. 护士长不在时代理护士长工作。

# 二、病房药疗护士职责

1. 负责请领口服药、注射药、静脉溶液、外用药物、毒麻限剧药和贵重药物。及时给患者办理退药。

2. 每日清点基数药品数量和效期，并妥善保管。保持药柜、药车清洁，整齐。

3. 负责抢救车物品和药品的清点与请领，检查急救物品处于完好状态。

4. 负责准备、发放口服药，做到发药到口，及时收回药杯，定时清洗消毒。

5. 负责注射药的准备，严格执行查对制度。

6. 保持无菌物品的清洁整齐，每日清点无菌物品数量及效期并记录。

7. 负责与消毒供应中心交换消毒物品，检查数量及消毒日期。

8. 每周清理冰箱，定期进行冰箱化冰。

9. 负责实习护生及进修护士的带教工作。

# 三、病房小组护士职责

1. 负责接待新入院患者，做好入院宣教和身体评估，了解患者病情，掌握护理重点，填写各项护理表格。

2. 掌握所管患者的病情，包括姓名、诊断、治疗、异常检查化验、心理状况、观察及护理要点。

3. 负责患者服药、各种注射、治疗及专科护理。

4. 完成基础护理，做到患者"六洁"，定期更换被服，床单位整洁规范。

5. 协助患者进食，了解饮食情况。

6. 定时巡视患者，做好病情观察和记录。按时收集各种标本。

7. 定期参加查房，了解所负责患者的病情状况和治疗进展。

8. 经常与患者交流，做好患者的心理护理，帮助患者树立战胜疾病的信心。

9. 做好患者的健康宣教及出院指导工作。

10. 病室定时通风，做好传染患者的消毒隔离。

11. 负责出院、转科、死亡患者的床单位处理和终末消毒。

12. 承担实习护生和进修护士的临床带教工作。

# 四、前夜护士职责

1. 与白班护士认真交接班，危重患者床头交接班，清点毒麻药及物品并记录、签名。

2. 巡视病房，观察患者情况，查看输液及引流情况。查看护理记录和出入量记录。

3. 负责夜间特殊时间的各种用药及治疗，及时应红灯。

4. 经常巡视患者，密切观察危重患者生命体征及皮肤情况，认真做好护理记录和出入量记录，发现问题及时与值班医生联系。

5. 及时处理并执行临时医嘱。

6. 核对医嘱及化验单、检查单，分发标本容器，通知次日晨取血、特殊检查及手术患者禁食。

7. 整理五室使之保持清洁整齐，做到物归原处。

8. 做好熄灯前的准备工作，如危重患者翻身、关窗、分发便器，清理陪伴，巡视患者并及时解决患者需求，如添加开水等。

9. 定时巡视患者，观察病情，发现问题及时处理。

# 五、后夜护士职责

1. 1~5 同前夜护士工作职责。

2. 核对医嘱。

3. 负责治疗室的通风消毒。

4. 倾倒各种引流液、更换引流袋，并做好记录。

5. 书写夜间病室报告及总结出入量。

6. 收便器、准备洗脸水、协助患者洗漱、整理床单位，协助分发早餐、喂饭。

7. 协助取血，留取各种标本。

8. 为当日手术患者做好术前准备，如放置胃管、尿管及注射应召针等。

9. 负责早晨交班。

# 六、两头班护士职责

1. 协助前夜及后夜护士工作。

2. 整理治疗室、办公室、休息室、配膳室、处置室、杂用室等，使之清洁整齐、物归原处。

3. 经常巡视患者，及时应红灯。

4. 做好熄灯前准备工作，分发便器，上好床挡。嘱次日手术患者禁食，分发留取尿、便、痰等标本容器。

5. 协助倾倒各种引流液、更换引流瓶、引流袋，并做好记录。

6. 根据科室情况完成部分晨间护理，如为患者准备洗脸水、协助重患者洗漱、整理床单位、收回便器等。

7. 为当日上午手术患者放置胃管、尿管及注射应召针。

8. 协助分发早餐、喂饭。

# 七、护理员职责

1. 在护士长领导下和护士指导下工作。

2. 承担患者生活护理和部分简单的基础护理工作。

3. 经常巡视病室，及时应红灯，协助生活不能自理的患者饭前洗手、进食、起床活动及收送便器。负责为患者增加开水。

4. 做好患者入院前的准备工作和出院后床单位的整理、终末消毒工作。负责被服的管理与清点。

5. 负责患者单位、办公室、杂用室、库房、值班室清洁整齐工作，病室定时开窗通风，保证空气新鲜。

6. 负责每日更换污物袋，清洁患者桌椅、屏风、窗台等，定时清洗消毒公共用品。

7. 负责维持探视秩序，请探视者按时离开病室。

8. 完成每日临时工作和每周特殊工作。

# 八、配膳员职责

1. 服从护士长和护士指导。
2. 负责住院患者订餐、送餐和刷卡收费。
3. 及时为新入院患者订餐，及时为转科患者送餐。
4. 送膳食通知单到营养部。
5. 负责烧开水，并为患者加开水（早、中、晚）。
6. 负责餐具的清洁、消毒和保管。
7. 负责配膳室的清洁工作。

# 九、保洁员职责

1. 服从护士长和护士指导。

2. 负责病区所有地面、墙面、踢脚的随时保洁。

3. 负责病室窗台、暖气、门窗、灯罩、灯盒开关、手池擦拭、污物桶倾倒；冲洗浴室地面，擦拭衣架、鞋架、洗手盆；清洗厕所地面、大小便池消毒，脏物桶的刷洗消毒，手盆、门、窗、镜、灯伞、隔板的擦拭及消毒，每日 1~2 次。

4. 清扫、拖洗楼道及阳台地面，擦拭楼道扶手。

5. 负责大厅及候诊室休息座椅擦拭消毒。

6. 负责诊室地面拖洗、清扫；窗台、手盆、灯伞、暖气片、桌椅的擦拭，每日 1 次。

7. 负责垃圾间清洁，消毒，每日 2 次。

8. 每月 1~2 次擦拭窗户、玻璃。

9. 每月擦拭通风口标志牌 1 次。

# 十、门诊护士职责

1. 在门诊护士长的领导下进行工作，仪表整洁，准时上岗，态度和蔼，微笑服务。

2. 负责器械消毒、物品补充及开诊前的准备工作。

3. 协助医生完成有关工作，按医嘱给患者进行处置。

4. 巡视、观察候诊患者的病情变化，对病情较重的患者优先诊治或送急诊室处置。

5. 负责诊疗室的整洁、安静，维护就诊秩序，做好健康教育工作。

6. 做好消毒隔离工作，防止交叉感染。

7. 认真执行各种规章制度和技术操作规程，严格查对制度，防止差错事故发生，做好交接班工作。

8. 按照分工，负责领取、保管药品、器材和其他物品。

9. 认真学习业务，提高理论水平，向患者做耐心、科学的解释工作，提高服务质量。

# 十一、门诊治疗室护士职责

1. 仪表整洁，准时上岗，态度和蔼，微笑服务。

2. 遵守医院各项规章制度，遵守劳动纪律，不迟到、不早退，不擅自离岗。

3. 认真执行三查八对制度，严格遵守无菌技术原则，防止交叉感染。

4. 做好开诊前的准备工作：包括医疗、护理所需的药品、物品、器械等准备工作。

5. 严格遵守消毒隔离制度，做好治疗室各种物品的清洁、消毒工作，定时通风，定期做好空气培养和细菌培养等院内感染监控工作。

6. 抢救物品、药品有专人负责，并放置于固定位置，定期检查、记录及时更换。

7. 保持治疗室干净整齐，物品摆放规范齐全，保证无菌物品无过期。

8. 熟练掌握各种药品的剂量、用法，严格遵医嘱用药，用药前询问有无过敏史，发现问题或有疑问及时与医生沟通。

9. 随时巡视患者，细致观察患者用药后反应及输液情况，了解患者主诉，发现问题及时与医生沟通。

10. 加强健康教育，随时对患者进行用药指导。

11. 关心患者，耐心细致做好解释、咨询工作。

12. 做好医用垃圾和生活垃圾的分类管理及物品的初步清洁消毒工作。

# 十二、急诊护士职责

1. 在急诊科主任、总护士长和护士长的指导下进行护理工作。

2. 严格遵守医院和科室的各项规章制度，不迟到、不早退，准时交接班，坚守岗位，对工作认真负责。

3. 仪表端庄，着装整齐，态度和蔼热情。

4. 对患者具有高度的责任心，严格执行三查八对制度，严格无菌操作，掌握配伍禁忌，根据医嘱合理用药。工作中做到迅速、准确，既要减少患者等候时间，又要防止差错发生。

5. 热情为患者服务，耐心解答问题，杜绝冷、硬、推、拖。

6. 熟练掌握各种抢救技术及各项基础护理操作技能。

7. 配合医生完成危重患者的抢救工作。

8. 做好各种抢救物品、药品的准备和管理工作。

# 十三、急诊分诊护士职责

1. 热情接待患者，根据主诉辅以必要检查（体温、脉搏、呼吸、血压、末梢血氧饱和度、血糖、心电图等），根据病情进行分诊，安排就诊，及时将危重患者护送至抢救室。

2. 每日2次（8am、6pm）呼叫各专科医生，留下其联系方式，以便能及时找到。有患者就诊呼叫医生后5分钟内不到岗或不回电话时，需及时呼叫上级医生，避免延误诊治。

3. 与"120""999"的医护人员做好患者的交接、记录，双方签字。

4. 每班清点物品，交班前收回各诊室的诊条及治疗单。督促护理员、清洁工的工作。随时收回诊室内用过的物品。

5. 遇突发事件、患者集中就诊时，立即启动应急预案。遇烈性传染病，应立即采取必要的防护和消毒隔离措施，同时上报院感办和医务处。

6. 随时了解各诊室就诊情况，维护就诊秩序，保证诊室设备良好，及时补充各诊室物品，随时保持诊室环境整洁。

7. 协助及配合各科医生工作。

8. 负责动、静脉采血及部分标本的保管登记工作，并与外勤人员认真交接。

9. 监督护理员定时更换诊室消毒液。

# 十四、急诊抢救室护士职责

1. 护士应随时做好抢救患者的准备工作。

2. 必须坚守岗位，不得擅离职守，认真交接班。

3. 遵医嘱进行各项抢救治疗和护理操作，非紧急情况不执行口头医嘱。

4. 每班清点并检查抢救药品、物品及仪器，保证抢救用物处于完好备用状态。

5. 各类物品固定放置，标识清晰，及时补充并检查有效期，避免过期。

6. 护士应熟练掌握各种抢救仪器的使用及各种抢救技术，积极主动配合医生抢救，同时做好基础护理工作。

7. 及时、认真书写护理记录等各种护理表格。

8. 随时巡视和观察患者的病情，遇患者发生病情变化时，要及时通知医生采取急救措施。

9. 抢救结束后及时清点物品，清洁并检查仪器，补齐药品，恢复室内整洁。

10. 抢救室的所有用物需经科主任或急诊总值班同意、在借物登记本上记录签字后方能借出，及时催欠。

11. 随抢救患者带往病房的用物应立即取回。如不能取回，应办好借用手续并交接班。

# 十五、急诊留观室护士职责

1. 负责留观患者的各项治疗和护理工作，了解留观患者的基本情况（包括病情、用药、皮肤、管路等情况）。

2. 严格执行医院的各项护理技术操作规范和消毒隔离技术规范，遵医嘱为患者进行治疗和护理。

3. 每班清点患者药品、无菌物品及抢救物品。

4. 定时巡视和观察患者的病情，遇患者发生病情变化时要及时通知医生采取急救措施，必要时协助医生将患者送到抢救室。

5. 对卧床及危重患者家属进行宣教，协助家属做好基础护理工作，采取相应措施预防各种护理不良事件发生。

6. 及时、认真填写各种护理表格。

7. 根据病情合理安排患者的床位，督促护理员、清洁工及时清洁床单位及平车、输液架等。

8. 督促清洁工及时清扫地面，保持治疗室、治疗台和治疗车的整洁。

9. 治疗室各岗护士在完成本岗工作的前提下，团结协作，互相帮助，共同完成护理工作。

# 十六、手术室巡回护士职责

1. 术前一日看手术表，了解手术及预施手术步骤，必要时参加病例讨论；访视患者做好术前宣教；准备手术所需物品、器械、仪器和设备，做到心中有数，准备充分，主动配合。

2. 认真执行患者查对制度，核对患者姓名、年龄、性别、病房、手术名称、手术部位和麻醉方式。检查手术野备皮及全身皮肤情况，再次核实患者有无义齿、发卡、隐形眼镜及贵重物品。如有异常及时报告、处理，同时做好麻醉前患者的心理护理，提高患者的安全感、舒适度和满意度。

3. 严格执行护理文件书写规定，术前及术中特殊情况应在护理记录单上详细描述，并请主刀医生签名，如术前患者皮肤有压伤时，应在皮肤情况一栏中注明。

4. 按静脉输液操作规程建立静脉通路，协助麻醉，按医嘱给药。

5. 严格执行安置体位查对制度，协助手术医生摆好手术体位，保证肢体功能位，保护相应位置神经、血管，保护患者受压部位，系好安全带，防止患者坠床。减少患者不必要的暴露，保护其隐私权。

6. 确保患者安全、舒适，注意保暖。

7. 全麻患者，用眼药膏保护角、结膜或用胶布闭合眼睑，避开睫毛和眉毛固定。

8. 协助洗手护士开台，严格执行手术物品查对制度，与洗手护士共同唱点台上所有物品，并记录。术中添加物品二人清点后及时记录，台上掉下的物品应集中放于固定位置，以便清点。

9. 按手术间管理制度对手术间内各类人员进行管理，安排各类人员就位，控制参观人员人数，并监督各类人员正确执行无菌技术操作。

10. 坚守岗位，随时供给术中所需一切物品，负责监督手术间物理环境达标，包括温度、湿度、照明、层流、门窗、墙体等，以及手术间各种仪器和设备的正常运转情况，确保手术顺利进行，发现异常及时按报修流程处理。

11. 做好护理观察，包括患者病情变化、出血情况、手术体位情况、用药、输液、输血情况和反应，确保患者安全。

12. 核对病理单上各项内容，及时传呼内勤送冰冻标本，与手术医生、洗手护士核对后将冰冻标本和病理单交内勤，由巡回护士与内勤人员在护理记录单上相应位置签字。

13. 术中怀疑或发现电烧、氩气刀、手术灯、床、小蒸锅等仪器有故障，应立即传呼仪器维修员。

14. 手术带药要与病历核对；术中给药要与术者核对，并征求麻醉医生同意后方可给药，抢救时协助医生给药，在执行医生口头医嘱时，必须复述一遍，避免医疗差错或事故的发生，并保留空安瓿，以便事后核对。

15. 协助手术医生包扎伤口，并与主管医生共同检查受压部位皮肤情况，认真记录。

16. 术后搬运患者应在麻醉医生同意下，至少由 4 名医务人员共同完成，注意患者的动、静脉通路，各类引流管，有颈腰椎疾病、骨质疏松等疾病的患者应格外注意保护相应部位，注意保暖。

17. 清洁、整理、补充手术间内一切物品，定位归原，如为污染手术，按污染类别遵照特殊感染手术后处理细则处理。

18. 每周一开启新安尔碘消毒液，每周五全天手术结束后倾倒剩余药液，扔掉小瓶，周末值班人员在小瓶上注明开启时间；每周五用酒精擦拭棉棍罐。

19. 术中调换巡回护士须现场详细交接班，交接内容有患者病情、物品清点、手术进行情况、输液、用药、输血、体位、电刀、止血带、出入量、热水袋（冰袋）、术中皮肤、特殊仪器情况等，同时要通知术者和麻醉医师。

20. 执行工作人员管理细则，加强自我保护意识。

21. 认真按护理文件书写规定完成护理记录单、记账单，准确登记手术本。

# 十七、手术室洗手护士职责

1. 术前一天看手术表,了解预施手术步骤,必要时参加病例讨论,以便主动配合,如巡回护士休息,要代其完成术前访视工作。

2. 备齐手术所需用物,检查手术台上的无菌物品及器械的灭菌有效期、灭菌指示标记。

3. 协助巡回护士安置患者、准备手术用物仪器等。

4. 提前 20~30 分钟,严格按刷手步骤刷手。

5. 严格执行手术物品查对制度,与巡回护士共同唱点台上所有物品两遍。

6. 按无菌技术操作规范和细则协助消毒铺单、整理无菌台,检查器械性能是否良好,请术者检查关键的器械和物品是否备齐适用,如有疑问及时补充、更换。

7. 对正在使用的纱布、纱垫、缝针等做到心中有数,用后及时收回。

8. 术中随时监督台上人员无菌技术操作,及时指出并监督其立即更正。

9. 掌握手术步骤,积极配合,及时传递手术用物。

10. 病理标本产生后确保病理的完好性,与手术医生核对后及时将病理标本交与巡回护士处理。

11. 术毕将器械送至器械房并和护理员核对,按医用垃圾处理流程处理术中废弃物。手术间的物品定位归原。

12. 污染手术,按污染类别遵照感染手术处理细则处理。

13. 术中原则上不调换洗手护士,特殊情况必须调换时须两人清点台上所有用物,交代手术进程、物品摆放、病理等,告之主刀医生,原洗手护士要留去向和联系电话。

# 十八、消毒供应中心护士职责

1. 在护士长领导下，协助管理本室的业务。
2. 协助计划及参与工作的研究改进。
3. 指导消毒员、护理员、卫生员进行工作。
4. 参与在职教育及业务训练。
5. 协助监督环境清洁及安全。
6. 负责消毒供应中心无菌物品的质量控制及各项监测工作。
7. 负责各组、各工作区之间的协调与联系。
8. 负责物品的领取、供应、清点及消耗成本的统计。

## 十九、消毒供应中心消毒员职责

1. 在护士长领导、护士的指导下进行工作。

2. 严格执行各项规章制度、消毒员岗位职责和技术操作规程，完成物品的灭菌工作。

3. 参加在职教育、消毒员岗位职能培训及业务考核。

4. 维护环境清洁整齐及安全。

# 二十、消毒供应中心护理员职责

1. 在护士长领导及护士的指导下进行工作。
2. 严格执行各项规章制度，遵照各组、各工作区的工作职责执行各项工作。
3. 参加在职教育及考核。
4. 维护环境清洁整齐及安全。